Viva a vida saudável e sem dor

Conselho médico para uma vida saudável e livre de dor

Pacifico Escobar. N.D.

DEDICAÇÕES

Quero dedicar este livro aos meus consultores, que são a fonte de toda a experiência adquirida durante os anos da minha prática clínica.

Para a minha família, aos meus filhos, Liliana e Francisco, à minha esposa Nayibe, que me encorajam em meus projetos, que são membros da empresa chamada família que Deus permitiu-me administrar.

Para os meus amigos e membros da igreja, que me inspiram, para todos os meninos e os meus pequeninos, a quem eu adoro.

Eu aprendo muito com eles, lembro-me especialmente de Carlos Esteban, acho que esse era o nome de um bebê que conheci quando eu ainda era pequeno, e de quem aprendi a sonhar com projetos, definir metas e alcançá-las.

Eu o vi quando ainda era um menino, quando ele aprendeu a andar.

Ele estabelecia metas que cresciam na distância com cada nova tentativa, isso deixou na minha memória uma lição de vida que é indelével.

Para o meu professor e mentor, o Dr. Jorge Arturo Casas Novas, diretor da Insuhtenaven, de quem recebi o meu treinamento como médico em homeopatia nesse instituto. Ele, que operava em Caracas, Venezuela, mas que por razões políticas conhecidas por todos, desapareceu.

Para o meu pastor Carlos AlejoUrrego e para todos os membros da igreja onde eu congrego, os seus ensinamentos são valiosos e são luz para a minha caminhada diária.

À toda a faculdade e à Trinity Schoolof Natural Health, à sua presidente, Julie Kline, de quem recebi o meu treinamento como médico naturopático nos Estados Unidos da América.

Às minhas assistentes, Diana Cano e Doris Vera, cuja colaboração diária é valiosa na atenção aos meus consultores e no desenvolvimento de toda a minha atividade como médico Naturopático.

Para a minha mãe, que dedicou todo o seu esforço e sabedoria inata a inculcar valores e princípios em mim.

A lutadora incansável de quem aprendi lições de vida inesquecíveis, e com o seu conselho despertou em mim o espírito de um investigador.

TABELA DE CONTEÚDO

AVISOS DE RESPONSABILIDADE.

As informações e recomendações contidas neste livro são baseadas em treinamento, experiência pessoal, pesquisa extensiva e outras publicações sobre o assunto.

O autor deste livro não fornece aconselhamento médico ou prescrição, direta ou indiretamente. O uso ou não de medicamentos como forma de tratamentotem que ser aconselhado pelo seu médico.

A intenção do autor é apenas oferecer informações sobre as experiências narradas para o bem-estar do ser humano e ajudar a informar o público sobre os efeitos da desidratação e desnutrição e seus efeitos que prejudicam o corpo desde a infância até a velhice.

Este livro não se destina a substituir os conselhos médicos profissionais. Pelo contrário, o compartilhamento desta informação com o médico assistente é altamente desejável.

A aplicação das informações e recomendações demonstradas neste livro deve ser tomada pelos indivíduos sob seu próprio risco.

A adoção da informação deve respeitar o rigoroso acompanhamento das instruções dadas no assunto.

As pessoas com antecedentes médicos de doenças graves e sob supervisão profissional, particularmente aquelas com doença renal aguda, não devem usar a informação contida neste livro sem a supervisão do médico assistente.

Todas as recomendações contidas neste livro são feitas sem a garantia do autor ou editor, seus agentes ou funcionários. O autor e o editor renunciam a toda a responsabilidade em relação ao uso das informações apresentadas aqui.

RECONHECIMENTOS.

Reconhecimento especial a A.S Chanaka Salgado pelo magnífico trabalho realizado com sua criatividade no design da capa deste livro.

Reconhecimento ao doutor Jorge Arturo Casas Novas Ruiz, meu mentor e professor, que aceitou a tarefa de escrever o prólogo para este trabalho.

O meu reconhecimento especial para todos os meus leitores e para aqueles que consideram que este trabalho é de interesse público e pode ser recomendado em seu círculo de amigos e ajudar a espalhar seus benefícios.

Reconhecimento àqueles que, com suas críticas, expressaram seu comentário sobre este trabalho

Dr. Pacifico Escobar. N.D.

PRÓLOGO

Este livro, intitulado "Viva a vida saudável e sem dor", é uma pesquisa interessante feita pelo Médico em Naturopatia e médico homeopático, Dr. Pacifico Escobar, que expressa em linguagem simples e vigorosa o conselho sábio para obter uma vida saudável e sem dor.

Através do uso de remédios que a natureza nos dá e que, devido aos avanços da civilização moderna, foram esquecidos, e que está causando à humanidade o sofrimento com a deterioração do meio ambiente.

A sociedade de consumo, com o desejo de lucro, destruiu e poluiu o ar que respiramos, a água que consumimos, as florestas que nos dão oxigênio, o Solo onde as plantas que nos alimentam e nos curam são cultivadas e os mares que purificam o planeta, tudo isso está sendo arruinado.

O uso de combustíveis fósseis, como o petróleo e o carvão, está causando o aquecimento global.

E devido a grandes investimentos de capital, empresários poderosos, com suas multinacionais de todos os tipos, não querem deixar de obter seus lucros e assim solucionar o problema.

Também há os políticos, que enganam as pessoas e não apresentam

contas aos cidadãos que os elegeram como governantes e se prestam a seus próprios interesses, aprovando programas que prejudicam a natureza e a vida em nosso planeta.

Já existem energias alternativas, limpas e não poluidoras que podem substituir o uso de petróleo e seus derivados, que são utilizados até agora pelas indústrias.

Este livro abre nossos olhos e nos alerta para as coisas que devemos fazer para evitar sofrer de doenças e dor, evitando consumir o que nos prejudica para a nossa saúde e bem-estar.

Há uma conspiração contra a humanidade por uma elite conhecida como "os mestres do mundo".

Eles querem o despovoamento do planeta, porque afirmam que, devido à superpopulação global, não há alimento para todos. Mas sabemos que os países desenvolvidos desperdiçam muita comida, que poderia ser fornecida aos países do terceiro mundo.

Os países desenvolvidos deveriam ensinar a produzir uma agricultura orgânica saudável, sem fertilizantes, inseticidas químicos prejudiciais e produtos químicos.

E é preciso reduzir também a quantidade de gado, substituindo-o por gado pequeno, como na antiguidade bíblica.

O tema central deste trabalho, em termos de saúde, é que todas as doenças são devidas ao estado de desidratação do corpo humano por falta de água pura e cristalina e não simplesmente água potável desprovida de minerais.

Além da intoxicação com medicamentos sintéticos e não naturais.

Também com a exposição moderada aos raios do Sol e prática de atividade física, porque a vida é movimento, o que nos ajuda a viver saudáveis e sem dor, sem vícios aditivos.

Agradecemos ao autor por essa contribuição que esclarece esses temas vitais para a saúde.

Dr. Jorge Arturo Casas Novas Ruiz
Médico homeopático, diplomada em medicina preventiva e saúde pública Universidade de La Laguna - Ilhas Canárias (Espanha).
Secretário Geral da Escola de Homeopatias e Terapeutas Alternativos da Venezuela.

Conselho medico para uma vida saudável e livre de dor

Doutor em Gerontologia SouthwesternUniversity Tucson Arizona EUA

Membro do Conselho Nacional de Homeopatia da Colômbia.

CAPÍTULO 1
O QUE ENCONTRO NA CONSULTA

A queles de nós que tem o privilégio de ajudar os outros com seus problemas de saúde, podem perceber uma verdade indiscutível, as pessoas procuram ajuda quando têm desconforto na saúde.

Mas quase sempre, a maior motivação é dada à dor, poderíamos dizer que a dor é o nosso aliado.

Para a pessoa doente, porque seu corpo está alertando com gritos desesperados de que algo não está certo.

E para nós médicos, porque graças à dor podemos reSolver esse problema. Quando falo de Solução, não quero dizer para acalmar o sintoma ou a dor, mas atacar a raiz do problema.

Eu sou um médico naturopático e na minha prática clínica diária, descobri que o homem está doente basicamente por ter alterado o design original da criação.

Para que você entenda o que quero dizer, eu falo da alteração de elementos como comida, água, ar, nossa atmosfera, nossos meios de locomoção e transporte, a introdução de elementos químicos, pesticidas, plásticos, agrotóxicos, radiofrequências, ondas curtas etc.

Em minha opinião, existem dois elementos que são a causa de todos os males. O primeiro é a desidratação pela intervenção do

1

homem ao alterar a água.

E o segundo, a desnutrição e acumulação de toxinas pela manipulação dada pelo homem aos alimentos.

Note que há dois elementos, a água e os alimentos, que estão sendo manipulados, e considero que estes dois como os mais importantes.

Também encontro desinformação e ignorância sobre essas duas questões, que talvez seja adquirida pela influência social e cultural que nos ensina a violar flagrantemente as leis estabelecidas pela natureza e por esse arquiteto perfeito, Criador dessa incrível e perfeita ordem natural.

Esta é a razão que me levou a escrever este trabalho para alcançar muitas pessoas que, sem participarem da minha consulta, podem se beneficiar dos ensinamentos que ofereço aos meus clientes.

Não vou discutir os procedimentos terapêuticos que uso, mas, de forma simples, pretendo que, enquanto lê este livro,sinta que está usufruindo de seu médico como consultor.

Eu ficaria satisfeito se conseguisse isso apenas com a leitura deste livro e se você fizesse apenas uma das várias mudanças que eu proponho para seu bem-estar.

Incluí neste trabalho um capítulo especial sobre a obesidade, que espero que seja muito útil para aqueles que enfrentam este problema.

Eu o incluo por causa da grande necessidade em tratar sobre esse assunto, porque a obesidade já é uma epidemia que vemos em todos os lugares, e é um problema criado pelo homem.

Tive a oportunidade de visitar a cidade de Taichung, no Taiwan, e visitei o mercado de cavaleiros (Knight Market), que é uma central de comida de todos os tipos. Fiquei surpreso ao ver as crianças de 10 anos completamente obesas!

Eles levaram o problema que criamos no Ocidente para o seu

país.

É minha futura intenção, compartilhar com meus leitores novos trabalhos em que pretendo lidar com questões específicas de saúde, abordando cada questão por idade e gênero.

Por exemplo, teremos temas de saúde para o bebê, idosos, saúde feminina, saúde masculina, etc.

O próximo trabalho será como curar seus joelhos sem cirurgia.

Espero que a recepção deste trabalho seja motivo de alegria e encorajamento para realizar este projeto que, por enquanto, é apenas um projeto em minha mente.

Eu tenho o espírito de um pesquisador e, talvez por essa razão, eu nunca deixo de me surpreender com a perfeição da criação.

Tudo está perfeitamente desenhado, o espanto deve instigar qualquer pessoa que seja analítica e que observa criticamente a beleza e a perfeição da criação.

Acho que o Criador é perfeito, a sua criação é perfeita e seu funcionamento é perfeito.

Basta observar o ciclo da água, pois neste ciclo há tantos elementos que intervêmpara dar como resultado final o balanço hídrico no planeta: o Sol, o mar, as plantas, a água, entre outros.

Ou, veja o maravilhoso corpo humano e se surpreenda com sua complexidade. Observe o dia e a noite, as estrelas e a imensidão do céu, a surpreendente beleza das flores, a pequena massa dos passarinhos que com as suas músicas encantadoras nos fazem felizes.

O sorriso terno de um bebê, veja a beleza do campo e seus produtos que brotam para o nosso sustento. Qualquer ser humano deveria ficar em êxtase com as maravilhas desta criação perfeita.

A história criacionista diz que tudo foi criado para o homem, quero mencionar isso como uma simples referência para comparar essa história da criação com meu ponto de vista. No relato é assegurado que tudo que foi criado é bom. Para mim,a palavra bomé o equivalente de perfeito.

Esse conto parece fantasioso, mas quando olhamos mais de perto para alguns detalhes, podemos concluir que há congruência entre o que lá se afirma e a própria criação.

É assegurado que Deus criou o homem do pó da terra. Se pararmos para ver a composição do corpo humano, ficamos surpresos ao ver que nós realmente temos todos os componentes da terra.

Nós carregamos em nossos corpos todos os minerais que compõem o Solo, e também nas proporções em que estão presentes no planeta.

Também assegura este livro que, Deus criou o homem no sexto dia, e que antes de criar o homem, foram criados outros elementos que servem para preparar o cenário perfeito para abrigar esse ser humano chamado de coroa da criação.

Isso me faz supor que tudo o que foi criado foi feito para contribuir para o bem-estar e a saúde desse convidado que deve ocupar o paraíso preparado para ele.

Penso nisso, mas também o verifico, porque dentro das coisas criadas antecipadamente, o Sol é essencial para uma boa saúde do homem, o ar com uma mistura de componentes que mantêm o homem vivo e saudável, um Solo rico e nutrido de minerais a partir do qual brotam frutas cheias de energia que alimentam o homem.

Por isso, quero incluir neste trabalho alguns desses elementos para que juntos tentemos entender sua função na saúde do ser humano.

Espero que você se junte a mim nesta aventura e juntos vejamos alguns detalhes de perfeição neles.

Conselho medico para uma vida saudável e livre de dor

Mas também juntos vejamos como a intervenção distorcida do homem tem estragado o propósito original, alterando a natureza desses elementos criados.

É um processo que já começou, e para o constrangimento humano, prejudica a saúde de todos.

Finalmente, depois de contemplar esses aspectos, juntos aprenderemos a corrigir essas falhas para trazer os elementos que danificamos até um ponto mais próximo do seu ponto natural de criação e, assim, torná-los novamente amigáveis e rentáveis para nosso benefício e desfrutar de uma melhor saúde.

Como eu disse no parágrafo anterior, foram criados elementos que estão diretamente relacionados com o fornecimento de qualidade de vida do homem e que, por essa razão, são vitais para que a humanidade desfrute de uma vida saudável.

Os elementos criados e os quais lidaram, na ordem apresentada, são:

O Sol.
O ar.
Água - desidratação.
Atividade física e repouso.
O chão.
Os alimentos.

Todos esses elementos mantêm uma interação direta com o corpo humano, o homem e sua fisiologia.

A saúde do homem não depende exclusivamente de seu organismo físico.

Somos seres que temos outras áreas que afetam nossa saúde, essas duas áreas são a área espiritual e a área emocional.

Neste trabalho trataremos apenas o aspecto fisiológico do

homem, a interação desses elementos com nossa parte física.

Se você conseguiu perceber, os dois aspectos mais importantes são, a água e sua insuficiência, que provoca desidratação e na alimentação, a falta de valor nutricional dos alimentos que tem a ver com a desnutrição; além da contaminação por substâncias tóxicas utilizadas nos cultivos atuais.

Venha comigo para o próximo capítulo para que possamos entrar nessa questão.

CAPÍTULO 2
O SOL E SUA IMPORTÂNCIA PARA A NOSSA SAÚDE.

O Sol é aestrela rei e tem uma temperatura de 6.000 graus Celsius. Em suas manchas, esta temperatura pode cair para cerca de 4.000 graus Celsius.

A energia Solar é criada dentro do Sol, onde a temperatura atinge 15 milhões de graus, com uma pressão muito alta que provoca reações nucleares.

Os prótons (núcleos de hidrogênio) são liberados, e se fundem em grupos de quatro para formar partículas alfa (núcleos de hélio).

Cada partícula alfa pesa menos do que os quatro prótons juntos.

A diferença é expulsa para a superfície do Sol sob a forma de energia.

Um grama de material Solar libera tanta energia quanto a combustão de dois milhões de litros de gaSolina. Esta reação atômica ocorre no núcleo Solar.

A camada que podemos observar do nosso planeta é a fotosfera, que é uma camada fina, de cerca de 300 km.

A partir da fotosfera, a luz e o calor são irradiados para o espaço. A temperatura é de cerca de 5.000 ° C.

Na fotosfera, aparecem manchas escuras e regiões brilhantes ao redor das manchas, com uma temperatura superior ao normal da fotosfera e que estão relacionadas aos campos magnéticos do Sol.

Mas vejamos um pouco mais em detalhes alguns aspectos que me permite afirmar que a criação é um trabalho perfeito, feito, sem dúvida, por um ser perfeito.

A DISTÂNCIA DO SOL

Foi estabelecido que a distância entre o Sol e a Terra é de aproximadamente 150 milhões de quilômetros.

É uma distância enorme, mas é a distância perfeita.

Se o Sol estivesse algumas centenas de quilômetros mais perto, seu calor seria tão intenso que não haveria vida e nós carbonizaríamos.

E se de outra forma, a temperatura cairia tanto que poderíamos congelar.

Não há dúvida de que isso é projetado para manter nosso clima agradável e para complementar outras tarefas de perfeição milimétrica.

Por exemplo, o Sol tem a cumplicidade dos oceanos que permitem dissipar a temperatura e, ao mesmo tempo, iniciar o ciclo de evaporação que inicia a irrigação de água necessária, para que isso, por sua vez, fertilize a Terra para produzir seus frutos para a existência. É um sistema surpreendente.

Vejamos agora a função do Sol em relação à nossa saúde, e como isso a afeta de uma inevitável maneira, direta e indiretamente.

Indiretamente: graças a ele, temos comida vegetal, graças a ele temos alimentação animal, graças a ele temos água, temperaturas agradáveis e graças a ele, e disso podem estar abSolutamente certos, temos vida.

Sem o Sol não existiríamos, esse é outro aspecto que se encaixa na perfeição da ordem criada.

Diretamente: Acaricia com seus raios nossa pele, permitindo que entre em contato com nosso organismo para produzir vitamina D. Isto e muitos outros processos e benefícios, dos quais falaremos mais tarde.

Continuando com o pensamento incorporado no parágrafo anterior, vejamos como o Sol é vital para as plantas, antes do que para o homem, de acordo com a ordem ministrada pelo criacionismo relatado na Bíblia.

O Sol faz as plantas viverem e produzirem nossos alimentos.

Vamos rever o que aprendemos nos nossos anos na escola.

As plantas precisam do Sol porque a luz Solar é feita por radiação eletromagnética que é emitida como energia através de fótons, pois o Sol queima o hidrogênio contido em seu núcleo, à milhões de quilômetros da Terra.

Desta radiação eletromagnética, as plantas recebem luz Solar que penetram a atmosfera, e atinge a terra.

Essa energia é o ingrediente chave de um processo chamado fotossíntese.

A fotossíntese é um processo tão perfeito que é incrível, é tão vital porque é a maneira pela qual as plantas obtêm sua energia e podem, através desse mecanismo, fornecer nossos alimentos.

A fotossíntese é o maravilhoso processo pelo qual as plantas, o homem, as algas e algumas formas de bactéria convertem a energia Solar em carboidratos simples.

Para conseguir isso, as plantas requerem água, minerais retirados do Solo, dióxido de carbono, radiação eletromagnética e pigmentos de luz como a clorofila. A fotossíntese ocorre dentro das células da planta em suas organelas conhecidas como cloroplastos.

O resultado do processo milagroso é que a planta pega a luz Solar e converte a energia da luz em energia que a planta pode usar para crescer e permanecer viva e nos fornecer alimentos ricos em energia que ela concentrou graças à luz Solar.

Isso é algo extraordinário que me deixa atordoado e não pode ser o resultado do acaso, sem dúvida, obedece a um design cheio de perfeição.

Sem fotossíntese, não existiríamos. A história acima mencionada diz que, primeiro o Sol foi criado, e então as plantas. A vida como a conhecemos não seria possível na Terra sem fotossíntese.

É por isso que todas as plantas e animais dependem do Sol para obter sua energia, até os animais carnívoros.

Enquanto o animal carnívoro não come plantas diretamente, muitos deles comem animais que comem plantas. O leão macho, uma vez que tenha submetido a presa, dá seu banquete e tira o conteúdo de sucos das ervas depositadas na barriga de sua presa herbívora.

Em outras palavras, o carnívoro depende indiretamente da vida das plantas para sua sobrevivência.

Sem o Sol não pode haver vida vegetal. Sem vida vegetal, não pode haver vida animal. É uma combinação perfeita de eventos que se complementam.

O homem não escapa desse benefício proporcionado por seu Criador. Se queremos uma boa saúde, precisamos tomar banhos de Sol.

O Sol produz através da nossa pele vitamina D, "a vitamina do Sol", que por sua vez facilita a produção de um hormônio chamado calcitriol, que é o responsável por regular o metabolismo do fósforo e do cálcio em nosso corpo.

Conselho medico para uma vida saudável e livre de dor

O efeito benéfico do Sol é tão evidente que ouvimos que o médico recomendou um clima quente e mais enSolarado para aqueles que sofrem de doenças como artrite ou doenças pulmonares.

Nós estamos falando de um trabalho perfeito, mas essa perfeição está ameaçada e sofre alterações que perturbam o propósito para o qual foi projetado.

Sem dúvida, o homem tem alterado essas leis naturais.

O trabalho do homem não é perfeito, mas, se destrutivo, o homem perverteu todos os elementos que Deus providenciou para a nossa saúde.

Ele fez isso por um único motivo, a ambição de sua ganância. A mesma Bíblia afirma com sabedoria uma frase que explica onde todos os males surgem, "a raiz de todo mal é o amor do dinheiro."

Para esse amor do dinheiro, o homem embarcou em uma carreira que não é nada mais do que seu trabalho de destruição. É esse trabalho destrutivo humano que nos fez colocar em dúvida o benefício do Sol, fazendo-nos ouvir que o Sol não é bom e que a exposição pode levar ao câncer de pele, mas isso é devido à destruição da camada de ozônio produzida pelo homem.

O benefício do Sol não dá origem a dúvidas.

Mas aprendemos a fugir, porque nos ensinaram que o Sol produz câncer, que sua radiação é perigosa.

Mais tarde, quando veremos o tema do ar, falaremos um pouco sobre a camada de ozônio, encarregada de nos proteger da radiação ultravioleta.

Nos já destruímos essa camada de ozônio com aerossóis de CFC (clorofluorcarbonetos) usados em refrigeração.Felizmente a camada de ozônio está se recuperando na Antártida.

Para verificar que o Sol não causa danos, devemos voltar para a era antiga onde, apesar de estarem expostos ao Sol durante várias horas, homens que fizeram seu trabalho diário expondo suas costas aos raios Solares não sofreram nenhum tipo de câncer de pele.

Aqui o homem entra para desempenhar o seu papel de destruição na criação perfeita, e não é o Sol que causa esses males, mas o dano que o ser humano causou na atmosfera, alterando sua composição natural.

Essa alteração é conjugada com o Sol para causarmos danos em vez de dar a todos o seu bem.

Outro aspecto são as gorduras utilizadas na antiguidade, foram gorduras de origem animal; mas, por causa do dinheiro, o homem criou indústrias muito lucrativas que produzem óleos semi-sintéticos e gorduras conhecidas como óleos trans ou óleos hidrogenados ou parcialmente hidrogenados que melhoram o sabor dos alimentos e proporcionam aos alimentos uma suavidade e uma textura agradável. Esses óleos desnaturados alteram os alimentos fornecidos pela criação, além de contribuir ao câncer de pele.

Existem dois tipos de gorduras trans, naturais e não naturais.

As gorduras trans naturais são formadas no estômago dos ruminantes quando as bactérias digerem gordura.

Por esta razão, podemos encontrar esse tipo de gordura em alguns alimentos de origem animal, como carne ou produtos lácteos.

No entanto, a quantidade de gorduras trans naturais presente nos alimentos é muito pequena e não há motivo para se preocupar.

Além disso, de acordo com vários estudos, o consumo moderado de gorduras trans produzidas por ruminantes não tem efeitos prejudiciais para a saúde.

As gorduras trans artificiais ou industriais são gorduras hidrogenadas que são feitas pela introdução de moléculas de hidrogênio em um óleo vegetal.

Este processo é conhecido como hidrogenação e é usado para fazer óleos vegetais, como soja, girasSol ou canola.

O fato do nome da canola ter sido alterado foi porque o que você realmente come é óleo de COLZA, que é usado no norte da Europa para iluminação e também como tempero.

Houve um envenenamento maciço pelo consumo de óleo de COLZA em 1981 na Espanha, por isso tornou-se necessário mudar seu nome. Hoje, o conhecemos como CANOLA (CANadianOilLowAcid), que é traduzido como Óleo canadense baixo em ácido. De que ácido eles falam? Ácido erúcico, o mesmo acido que causou em 1981 a síndrome do óleo de colza. O teor deste ácido em sementes de colza é, em média, 50%.

Escrevendo essas linhas, lembro-me de um dos meus parentes quando diz com orgulho que ele compra o melhor óleo, dizendo: eu compro o óleo de CANOLA.

A hidrogenação requer o uso de altos níveis de pressão, hidrogênio e catalisadores metálicos e seu resultado é a alteração da estrutura química do óleo:

Alteração do estado líquido que passa para o sólido.
Maior duração do período de validade.
Mutação das gorduras insaturadas do óleo em gorduras trans.

É assim que nossa sabedoria, encorajada pela ganância, nos fez os Criadores das bem conhecidas gorduras trans artificiais.

Uma técnica não natural que, além de alterar gorduras insaturadas, altera nossa bioquímica.

Esta alteração bioquímica tem sido relacionada em vários estudos científicos com doenças cardíacas, diabetes, obesidade abdominal, processos inflamatórios, danos ao endotélio dos vasos sanguíneos, câncer etc. etc.

Mas através da minha prática clínica e através da observação, posso acrescentar que esse tipo de gordura trans, combinada com a toxicidade química de outros alimentos, alterou nossa capacidade de nos relacionar com a nossa estrela natural, o Sol, que foi criado para o nosso bem-estar.

Isso nos levou a culpar o Sol e não o homem pelo aumento nos casos de câncer de pele, quando é realmente o consumo destas gorduras processadas e desnaturadas que alteraram a nossa capacidade de nos expor ao Sol, além dos danos causados à atmosfera.

Venha comigo para ver rapidamente como são produzidos os dois tipos de óleo, óleo prensado a frio ou extra virgem e extração industrial.

O óleo extra virgem ou o óleo prensado a frio é produzido pressionando as sementes de óleo, obtendo assim um óleo que não possui processos adicionais.

Mas um detalhe não é adequado para a indústria porque uma alta porcentagem de óleo permanece nas sementes, nem todo o conteúdo de óleo é extraído.

O amor ao dinheiro não permite esse desperdício, isto é, a indústria não pode jogar as contas na lixeira.

A Solução é depositar as sementes em Solventes, de modo que o Solvente extraia todo o óleo delas, depois centrifugado de modo que a força centrífuga expulse o Solvente carregado de óleo para o exterior.

Após esta etapa deve-se iniciar um processo de desnaturação com substâncias químicas para eliminar odores.

E processos de condensação que exigem altas temperaturas. Resultado final, óleo prejudicial para nossa saúde.

Como sempre, o homem faz o dano, mas tem a Solução, mas a Solução proposta pelo homem é sempre uma Solução imperfeita.

Essa Solução tornou-se a moda de usar protetor Solar, outra indústria lucrativa que vende milhões em dólares. Mas essa é uma Solução sensata?

Definitivamente não, o que conseguimos com isso é piorar a condição de saúde.

Nós já estamos cheios de substâncias químicas, que veremos mais profundamente no capítulo correspondente aos alimentos, e agora com este tipo de produtos químicos aplicados à pele podemos levá-los, pela corrente sanguínea, ao nosso sistema orgânico, dificultando o bom funcionamento bioquímico e alterando nosso equilíbrio dinâmico natural.

O Sol também nos faz suar, um tolo pode garantir que isso seja inconveniente ou ruim, mas é o contrário, isso nos ajuda a eliminar toxinas através da pele.

Mas esse processo traz odores desagradáveis em nossas axilas e para evitar isso nós usamos desodorante, que geralmente contêm alumínio em suas fórmulas. Quando aplicados na nossa pele, temos consequências negativas para a nossa saúde, o alumínio esgueirou-se para dentro do nosso corpo através da pele; causando nódulos e cistos em nossos corpos, que geralmente são malignos e inflamam os nossos gânglios linfáticos.

As Soluções criadas pelo homem e pelo modernismo trazem ainda maiores complicações porque a presença de altos níveis de alumínio nos seres humanos tem sido associada à doença de Alzheimer.

Eu acredito que não há dúvida em nenhum dos meus leitores da capacidade de absorção pela pele.

A nossa pele tem capacidade de absorver. Quando eu ainda era uma criança, me lembro da experiência vivida com um animal de estimação, que sem dúvida, muitos de vocês sabem disso. Vamos ver:

O cachorrinho tem pulgas no pelo, as pulgas são tão perturbadoras que os arranhões das suas próprias unhas, produzem uma ferida.

A Solução é simples, aplique um veneno líquido para pulgas e, assim, permita que o cachorrinho alivie o seu tormento.

Aplicamos o líquido, mas o resultado nos faz ver que, de fato, a pele é como sua própria boca, via pele causou a morte do cachorrinho.

Por esta razão, as avós, que conheciam essa propriedade da pele, frequentemente aplicavam emplastros.

Conclusão: o Sol é bom, como é afirmado na história da criação, e como nosso senso de análise e senso comum nos permite ver.

Mas estamos fazendo coisas erradas, mudamos nossos hábitos alimentares,por conveniência para certas indústrias e para a economia e aparato produtivo, e hoje consumimos com total normalidade esses tipos de gorduras que afetam nossa saúde sem que percebamos isso.

Quero que neste capítulo você adquira a consciência e a sabedoria para fazer mudanças na sua dieta e na aquisição da sua cesta básica.

O Sol é o melhor aliado da sua saúde, o nosso Criadoro deixou para o nosso bem-estar.

Está entre os elementos que o nosso corpo precisa para se manter saudável. Entendemos que o que consideramos prejudicial do Sol não é consequência da falta de perfeição no design da criação, mas uma consequência da violação da ordem natural estabelecida pelo Criador.

Você precisa da helioterapia, ou seja, tomar banhos de Sol diários para manter uma saúde invejável. Alguns dos benefícios que você irá experimentar, entre outros, são os seguintes:

Rejuvenesce a pele e a melhora em geral, mesmo em caso de acne.

Atenua as doenças autoimunes da pele, como a psoríase.

Eles beneficiam pessoas com problemas reumáticos.

Impede o raquitismo e a osteoporose.

Beneficia a saúde cardiovascular.

Ele combate infecções bacterianas.

Tonifica o sistema imunológico.

Regula a hipertensão.

O banho de Sol é relaxante e desestressante.

Ele produz um sentimento de bem-estar e melhora o humor, beneficiando pessoas com depressão e impedindo o início da crise.

Beneficia o restante ao aumentar a melatonina.

Melhora a vida sexual dos homens porque a vitamina D estimula a produção de testosterona.

Espero que, com esses benefícios, incentivemos o banho de Sol diariamente e, assim, também obtenhamos o benefício de uma aparência bonita em nossa pele devido ao brilho que recebemos. Mas também eliminar ou, pelo menos, diminuir notavelmente o consumo de gorduras processadas.

CAPÍTULO 3
A ATMOSFERA - O AR.

O ar é invisível, não podemos vê-lo, mas sabemos que é real que existe porque nos mantém vivos.

Qualquer pessoa sabe que não se pode viver sem respirar o ar da atmosfera. Se não tivermos esse elemento vital, sentimos a morte e sabemos que morremos por sufocamento.

Vejamos em detalhes se este elemento vital possui características de perfeição e qualidades projetadas especialmente para a vida em nosso planeta.

Em primeiro lugar, todos conheceram algo chamado de atmosfera, a atmosfera é composta de ar, o ar forma a atmosfera.Mas que é a chamada atmosfera? Vamos ver isso com mais detalhes.

É UM PROTETOR. Previne que a radiação ultravioleta emitida pelo Sol afeteos seres vivos.

A atmosfera em seus níveis superiores possui uma camada de ozônio, este gás é responsável por absorver os perigosos raios ultravioletas emitidos pelo Sol.

Regula a temperatura do planeta, juntamente com outros elementos envolvidos neste mecanismo perfeito. Mas esta camada é responsável por formar um telhado que conhecemos como efeito de estufa, envolvendo vapor de água e dióxido de carbono e este teto mantém de certa maneira a temperatura para que não haja mudança brusca na transição do dia para noite.

Mas você sabe, meu amigo leitor. Na atmosfera, isso é, no ar, existem gases necessários para a vida: oxigênio e dióxido de carbono.

Esses dois gases são essenciais para dois processos biológicos muito importantes, sem os quais A vida é impossível, estes são a respiração e a fotossíntese.

Vamos ver o que mais podemos analisar na composição do ar.

A seguinte informação corresponde à sua composição:

Nitrogênio:	78,0%
Oxigênio:	20,9%
Gases inertes:	0,95%
CO_2:	0,03%

Claramente, podemos ver que o oxigêniotem presença de 20,9% no ar. É baixa, né? Será o resultado do acaso? Ou isso é devido a um design perfeito para a vida?

Saiba que o oxigênio tem um alto poder de oxidação. Por esta razão, é benéfico e tóxico, pois é altamente reativo. O oxigênio molecular oxida o alimento para produzir energia.

O corpo humano possui os mecanismos que permitem controlar ou manter o equilíbrio entre oxidação e redução, permitindo assim, através desses mecanismos, que não sejamos afetados pelo efeito oxidante do oxigênio ou do estresse oxidante que poderia causar.

Como o oxigênio é altamente reativo, vemos que, quando respiramos em altas concentrações por um período de mais de 12 horas, produz irritação das vias aéreas e sofrimento subesternal, tosse, congestão nasal e ulcerações na traqueia.

Se respirarmos oxigênio concentrado por mais de 24 horas, poderemos ter broncopneumonia e, em geral, sentir uma diminuição

Conselho medico para uma vida saudável e livre de dor

acentuada na capacidade vital.

E se respirarmos altas concentrações de oxigênio por 100 horas ou mais, teremos efeitos graves, como broncopneumonia, tosse intensa e persistente, derrame pleural, etc. Se a pessoa morrer, na necropsia encontraremos sinais de lesão pulmonar.

Por favor, pense cuidadosamente sobre esse fato, o ar tem a porcentagem perfeita de oxigênio que precisamos respirar sem causar danos aos nossos sistemas. Isso é perfeição.

Também podemos notar que a maior porcentagem de concentração é o nitrogênio. Este é um gás pouco reativo, mas desempenha um papel muito importante dentro do mecanismo perfeito da natureza.

A camada superior do mar produz um efeito abrasivo sobre o nitrogênio e mediante esse mecanismo, e na reação encadeada, são criadas proteínas que flutuam na superfície do mar para produzir o que conhecemos como plâncton marinho.

Conclusão a mistura é perfeita. Os mecanismos incrivelmente perfeitos. Eu não acho que essa coisa maravilhosa é o produto do acaso, para mim tudo isso é incrível.

Não estou descobrindo nada extraordinário ao lhe dizer que o ar é vital, o que é facilmente dedutível.

Agora vejamos alguns benefícios e algumas das funções do ar para nós, seres vivos. Basta mencionar alguns e eu sei que você poderá descobrir muitos mais que, em alguns casos, não tem nada a ver com a saúde, como saber que as roupas secam rapidamente pela sua ação.

Melhora o nosso desempenho físico.
Aperfeiçoa nossa recuperação após o exercício.
Favorece os mecanismos antioxidantes do organismo se combinado com o exercício.
Revitaliza os mecanismos de eliminação natural de toxinas e

células mortas, dá ao nosso cérebro e a cada célula a oxigenação necessária.

Estimula a produção de colágeno e elastina, além de participar de milhares de processos bioquímicos.

Ele nos protege de substâncias potencialmente alergênicas e reduz significativamente as dificuldades respiratórias.

Reduz os riscos de processos infecciosos.

Isso ajuda a eliminar substâncias cancerígenas produzidas pela poluição ambiental.

Isso nos dá clareza mental e energia muscular e permite a oxigenação de todos os nossos sistemas.

Agora vejamos como o homem está prejudicando o benefício desse presente dado à nossa saúde.

Simples, o mal causado é chamado de poluição, poluímos a atmosfera, já não temos ar puro. O que podemos fazer para melhorar essa situação? A resposta é: quase nada, bem quase, porque se houver algo que possamos fazer, mas que exige o compromisso e a vontade de todos, isso é um pouco difícil de alcançar.

Veremos mais tarde como podemos contribuir para resolver o problema, quando falaremos das duas maiores fontes de poluição do planeta. Enquanto isso, estamos sujeitos a sofrer as consequências de não ter um ar puro.

O que pode acontecer então com a nossa saúde? Sem dúvida ao não ter o ar puro que precisamos, vamos ficar doentes, porque o design perfeito assim o tem estabelecido.

O que nos levou a poluir e danificar o planeta? Novamente, o amor ao dinheiro, que é a raiz de todos os males. Para que você entenda, eu só mencionarei duas indústrias que têm interesses econômicos e são as maiores responsáveis pela poluição do nosso planeta.

INDÚSTRIA PECUÁRIA.

É a maior fonte de poluição, mas permanece escondida e é imperceptível. Quase ninguém imagina o grande dano que causa.

Produz milhões de dólares em lucros, mas também milhões de toneladas de poluição e destruição do planeta.

A fim de manter uma população rentável de gado, é necessário cortar árvores, e você pode imaginar o que isso significa.

Isso significa um impacto negativo na atmosfera porque sabemos que o efeito estufa e a mudança climática são devidos ao desastre causado pelo corte de árvores.

Em uma fazenda de gado, você precisa de um espaço de um hectare de terras desmatadas para manter dois animais com boas pastagens.

Com a evolução tecnológica da indústria pecuária, agora é possível ter 4 cabeças de gado para cada hectare de floresta desmatada.

Faça você, meu amigo leitor, um cálculo rápido do que isso significa em número de hectares desmatados, se soubermos que a população de gado dobra a de seres humanos.

No chão, as árvores são escudos que protegem contra a erosão e evitam que a camada de vegetação seja varrida.

Em termos de biodiversidade, sabemos que as florestas promovem a diversidade de fauna e flora porque lhes proporciona o habitat perfeito, além de um impacto hidrológico, alterando o ciclo da água, pois as árvores levam a água a partir do solo e a liberam para a atmosfera.E como se isso não bastasse, cortar árvores produz danos enormes nas fontes de águas subterrâneas.

Isso significa um impacto negativo na atmosfera porque sabemos que o efeito estufa e a mudança climática são produzidos pelo corte das árvores

Mas o que dizer ao saber que cada animal consome uma média de 100 litros de água por dia e talvez você tome o seu banho com um litro de água para contribuir com o meio ambiente.

Mas há algo mais, cada vez que um gado defeca leva à atmosfera uma grande quantidade de gás metano que, multiplicada pelos milhões de bovinos, produz uma enorme poluição, porque há mais gado do que seres humanos em nosso planeta.

Por estas razões, a indústria pecuária é responsável por mais de 50% da poluição atual em nosso planeta.

O importante é que os seres humanos possam contribuir para eliminar esse problema de forma simples, mas isso é um pouco complicado ao mesmo tempo.

Não consumindo carne ou produtos lácteos, isso desencorajaria essa linha industrial e melhoraria a nossa saúde, como veremos mais adiante no capítulo que fala sobre alimentos, se o fizermos com compromisso e todos nós, teríamos grandes extensões de terra, prontas para seremreflorestadas e plantadas com alimentos que preenchem nossas mesas e mitigam a falta de comida em algumas regiões do planeta.

Mais tarde, no capítulo dedicado à alimentação, veremos como o consumo de carne e o consumo de leite e seus derivados são prejudiciais para nós seres humanos. Se ao ler esse capítulo você se tornar consciente de seus danos, será mais fácil para você ajudar a recuperar sua saúde e nosso habitat ideal, suprimindo o seu consumo.

A INDÚSTRIA DOS HIDROCARBONETOS.

É a fonte de poluição mais visível e conhecida que emana o monóxido de carbono em nossa atmosfera, é um mal necessário porque o modernismo nos levou a usar veículos automotores, o que facilita a nossa existência e nos torna mais confortáveis. Hoje, esses veículos podem trabalhar com energias alternativas não poluidoras, mas desta forma criamos o problema do estilo de vida sedentário. Esse conforto nos fez seres sem movimento, poderíamos dizer que nos tornamos humanos confortáveis e preguiçosos.

Conselho medico para uma vida saudável e livre de dor

Dada essa preocupação, o homem criou fontes alternativas de energia e construiu motores que não precisam de combustíveis fósseis poluentes, mas sabemos que seus inventores não conseguiram torná-los conhecidos, suas patentes são compradas e suas invenções esquecidas.

Ainda não se produziu a transição certa para essas novas fontes de energia, o motivo do amor por dinheiro. Há algumas indústrias com milhões de dólares investidos e não podem desmantelar suas infraestruturas ou deixar seu monopólio e poder.

E continuarão a poluir e tornar ainda mais grave o problema do aquecimento global.

CAPITULO 4
ÁGUA – DESIDRATAÇÃO.

Neste capítulo, espero que aprendamos muito porque por trás da água esconde-se a maior causa de problemas de saúde, a desidratação. 95% dos seres humanos não a percebem.

Os principais sintomas de desidratação em nossos corpos são a dor nas articulações e nas costas, dores de cabeça, depressões, obesidade, tiques, ataques cardíacos, câncer, doenças autoimunes, arritmias cardíacas, etc.

Espero que ao ler este livro você possa entender o que realmente está acontecendo e como criamos o problema.

Mas o melhor é que você também aprenderá como podemos resolver o problema, a Solução é muito simples, esta Solução está ao alcance da mão de todos porque a água, por sorte, está muito perto de nós e a um custo muito baixo. Basta simplesmente abrir a torneira e lá temos esse presente, desnaturado, mas lá nós o temos.

A água também é conhecida como o líquido vital, porque sem ela a vida não poderia existir, pelo menos como a conhecemos.

Este é outro dos elementos que foram criados antes do homem e, como vemos, é indispensável e interage na perfeição daquela ordem criada, permitindo que haja vida.

Está presente na natureza em seus três estados: líquido, sólido e gasoso.

Normalmente quando mencionamos a palavra água estamos nos referindo ao estado líquido, mas nos polos temos muita água em estado sólido, e na atmosfera a temos no seu estado gasoso.

A água precisa de um recipiente para poder contê-la, em nossas casas usamos potes onde podemos depositá-la para poder aproveitar seus benefícios.

Se observarmos na natureza, o Criador projetou um recipiente para a água que está na superfície do planeta.

Esse recipiente é o solo, então nós temos a água de um rio que atravessa a superfície da terra, a água contida nos mares está contida no chão. Se cavarmos um poço, essa água brota e é contida pelo solo, se a água nascer numa rocha, esta água também tem contato com as rochas que fazem parte da terra ou massa seca do planeta, isto é, em outras palavras, é devido à perfeição do design, uma vez que água e o solo sempre interagem para nosso benefício. Isso é incrível, não é verdade?

Mas vejamos por que esses dois elementos da criação, água e solo estão em contato.

É simples. Nós precisamos de minerais, e eles não podem ser obtidos de nenhum outro lugar que não do solo, e o chão precisa de umidade e isso só pode ser obtido a partir da água.

Aqueles de nós que conseguem ver o curso de um rio e os cânions formados como resultado do efeito erosivo da água nas rochas pode perceber que a água as está esculpindo e, é nesse processo lento,que os minerais são retirados e levados não só aos solos irrigados pelo rio, mas também na grande maioria estes minerais são depositados no mar.

Então, podemos dizer que a água natural é a água ideal, a água viva que nos traz o bem-estar e a saúde. Éa água que nos dá minerais através do contato com o solo.

Pensemos por um momento como era a água que nos foi dada para beber e nos nutrir com seus minerais vitais.

Era uma água cristalina, uma água sem poluição, uma água carregada de oxigênio pelos golpes e quedas de altura sofridas em seu curso, uma água que podemos chamar de água natural.

Mas isso não existe hoje, não a temos em grandes quantidades. Se ela existe é em lugares muito remotos onde a mão destrutiva do homem ainda não chegou.

Essas fontes de água já não existem porque temos indústrias que são lucrativas e produzem muito dinheiro, essas indústrias despejam seus resíduos poluentes nos rios.

Os poluentes são metais inorgânicos, metais pesados, mercúrio, arsênico, antimônio, berílio, boro, cromo, cobre, cianeto, também resíduos orgânicos, tais como etenos clorados, benzeno, tolueno, xilenos, estirenos, acrilamidas etc.

Estas fontes de água pura já não existem devido à poluição descrita eà indústriapecuária, que como vimos no capítulo anterior, cortou indiscriminadamente as árvores para ter espaço suficiente para desenvolver sua atividade industrial.

Mas agora é adicionado outro monstro, filho de amor ao dinheiro. Esse monstro é o tráfico de drogas, que sem qualquer contemplação, cortas árvores para plantar coca, e faz isso nas selvas amazônicas, privando-nos de água e ar de qualidade, sabemos que a Amazônia é o pulmão do nosso planeta.

Você está entendendo, meu amigo leitor, como estamos destruindo esse presente e como estamos ficando sem rios. Há muitos que foram navegáveis e que hoje são fios de água preta e podre cheios de poluição e mau cheiro. Se continuarmos nesse caminho, ficaremos sem o nosso planeta.

Então temos um panorama sombrio que requer uma solução, nossos rios estão contaminados.

A população precisa da água natural, mas isso é impossível.

Devemos processar essas águas turvas e fornecer água limpa.

Felizmente, os engenheiros romanos desenvolveram e construíram aquedutos, e este avanço tecnológico nos permite ter em nossas casas águas potáveis, mas não natural. Vejamos o que essas duas águas têm de diferente, naturais e potáveis.

Nos aquedutos, a água é tomada e tratada com decantadores, substâncias químicas, como cal, coagulantes compostos de alumínio ou ferro, refrigerante cáustico, carbonato de sódio, etc.

Então a água é filtrada, e finalmente temos água sem contaminantes, mas também sem minerais, sem os elementos que a natureza criou como indispensáveis para hidratar nossos corpos.

E o assunto não termina. Um tratamento higiênico com cloro e flúor é feito para terminar de desnaturá-la, para que ela possa ser consumida, mas desprovida de seus minerais e adicionada com produtos químicos sanificantes.

Este é o maior desastre escondido que a humanidade experimenta.

Como eu disse no primeiro capítulo deste trabalho, este é talvez um dos aspectos mais desconhecidos para todos nós, isso nos deixa doentes e vivendo vidas cheias de dor e sofrimento.

Todos os meus pacientes chegam à clínica sofrendo algum grau de desidratação e suas consequências.

Estes diferentes graus de desidratação são causados por essa alteração à natureza e por hábitos impostos que devem ser corrigidos. Vamos discuti-los nos parágrafosseguintes.

Mas antes de abordar essa questão, vejamos o que os minerais são.

Conselho medico para uma vida saudável e livre de dor

Os minerais são sais que facilitam processos bioquímicos e substituição de células.

Os minerais facilitam a condução elétrica, somos seres elétricos, nossos músculos especializados, como o coração, têm suas contrações rítmicas graças a impulsos elétricos que podemos medir em um eletrocardiograma. Esses impulsos elétricos não seriam possíveis sem minerais.

Todos os músculos se contraem e se alongam graças à presença de sais minerais em nosso sistema. Aqui, você pode compreender, meu amigo leitor, porque sofremos desconforto muscular, cólicas e arritmias, e até ataques cardíacos inexplicáveis, como aqueles que sofrem jovens que têm atividade física diariamente e que parecem saudáveis, com peso ideal, mas que de repente sofrem um ataque cardíaco.

O cérebro funciona eletricamente, suas tensões são medidas em um eletroencefalograma, a retina e todo o nosso ser estão funcionando eletricamente para nos manter vivos.

A água com seus minerais são convertidos em energia hidrelétrica que nos permite funcionar de forma ótima.

A água mineral carregada de minerais facilita a condução elétrica, toda a comunicação do nosso corpo é dada por impulsos nervosos que são pulsos elétricos, se não tivermos uma boa hidratação dada pelos minerais, sofreremos "isolamento elétrico".

Para ver como os sais são condutores elétricos, podemos lembrar como na nossa escola nos ensinaram através de uma experiência simples o papel principal dos sais. Vamos lembrar:

O professor tinha uma lâmpada e dois cabos, que permitiam ligar e desligar a luz, se os juntarmos, liga-se a lâmpada, e se os separarmosvamos desligar a lâmpada. Uma vez que isso seja verificado, os dois cabos são colocados dentro de uma balde com água, observamos que a lâmpada permanece desligada, mas quando o instrutor adicionou sal à água, imediatamente liga-se a lâmpada. É um experimento simples, mas nos permite ver claramente como os sais facilitam a condução elétrica.

Mas, além de fornecer minerais que hidratam e facilitam a condução elétrica, a água tem três funções muito importantes em nosso corpo e na vida diária: limpa, transporta e facilita as reações químicas.

LIMPEZA

Não há nada melhor do que a água para limpar nossas casas.

Usamos água para esse propósito e não há nada para substituí-la, seu efeito de limpeza é tão visível que não pode haver dúvida em nós que esta fabulosa propriedade tem o mesmo efeito em nosso corpo.

Se nosso corpo tiver um bom suprimento de água, ela realizará seu trabalho de limpeza ajudando-nos a eliminar os metais pesados, materiais tóxicos e poluentes trazidos para o nosso corpo por comida, pelo ar contaminado que respirarmos, pelos inseticidas, pelos agroquímicos, e o pelo próprio desperdício celular.

Este processo de limpeza é realizado no nível celular. Uma célula hidratada, com a quantidade de água e sais minerais necessários em seu ambiente interno, é uma célula que pode drenar o desperdício celular que é produzido nos processos internos pela produção mitocondrial do combustível ATP e pelos processos para ativar as expressões genéticas, a produção de moléculas de sinalização, a manutenção do balanço Redox, etc.

TRANSPORTE

A água é um meio de transporte ideal que o homem usou desde tempos antigos. É o meio ideal, se não tivéssemos rodovias, veículos ou aviões, o meio mais econômico e prático seria nos transportar através da água, aproveitando sua função natural.

Conselho medico para uma vida saudável e livre de dor

Nossos países tiveram seu desenvolvimento inicial graças à navegação, os rios foram os motores do comércio, intercâmbio cultural, desenvolvimento e bem-estar. Assim como a água é na natureza, também é no nosso corpo. É responsável pelas trocas, bem-estar e desenvolvimento, porque nosso corpo usa água para transportar nutrientes para os locais onde eles são necessários.

Se não estivermos suficientemente hidratados, sofreremos estagnação.

Se o nosso sistema linfático está bem hidratado então irá drenar eficientemente o seu desperdício, nosso metabolismo será ótimo, nossa função digestiva imbatível e, acima de tudo, manteremos nossos tecidos conjuntivos lubrificados evitando dor nas articulações e nas costas.

Quando pergunto aos meus pacientes se eles bebem água, encontro as duas respostas, afirmativa e negativa.

Em ambos os casos, seja sim ou não, eu sei que há desidratação. Por agora vou convidá-lo a analisar em conjunto a resposta negativa: eu não bebo muita água.

Como vimos, a água é um meio de transporte que também transporta resíduos tóxicos, cumprindo também sua outra função, que é limpar. Mas se não houver consumo de água, encontraremos estagnação, alta toxicidade, que complica a saúde do sofredor.

Vejamos no próximo parágrafo um exemplo comparativo da situação dessas pessoas que dizem não beber água.

Permita-me uma comparação, comparemo-nos com um lago que tem uma entrada de água e uma saída, ou seja, água corrente.

Quando o lago tem esta entrada contínua de água, está cheio de vida e resplendor há peixes, pássaros, cânticos de pássaros, borboletas, brisa agradável.

Um ecossistema saudável se desenvolve ao redor, mas se a água na entrada não for fornecida e a saída estiver bloqueada, teremos um lago estagnado.

Lentamente seu ecossistema morrerá, sua brisa fresca se tornará podre, a vida morre e não há mais peixes, eles vivem, mas doentes, as borboletas que embeleciam a paisagem com suas belas cores desapareceram, não há música de pássaros.

O mesmo acontece no nosso corpo se não tivermos água suficiente, o peixe no nosso corpo agonizará. Falo das células e, se as células não funcionam bem, teremos consequências negativas para a nossa saúde. É necessário que consumamos água natural para poder escapar da estagnação descrita aqui.

Agora vamos analisar a resposta positiva: sim, eu bebo muita água.

Vejamos como ocorre a desidratação, porque é isso o que trouxe essa pessoa para minha consulta.

Eu acho que, se você acompanhar atentamente a leitura, você pode facilmente ter a resposta. Essa pessoa, como quase todos no planeta, bebe água do aqueduto. Bebendo essa água, água sem minerais, água morta, não esta bebendo água natural.

Não bebe a água do Criador. Neste caso, a água também executa sua função de transporte, mas contra a saúde, porque o que faz é varrer os minerais que estão no corpo e removê-los através da urina, isso causará desidratação dentro das células.

Os sais que faltam nela, porque a água morta não tem os sais minerais, são aqueles que, por osmose, introduzem água através da parede celular. Esta desidratação dentro das células tem sérias consequências para a nossa saúde, e as veremos mais tarde.

FACILITAR REAÇÕES BIOQUÍMICAS.

As células do nosso corpo, que são contadas por trilhões, têm dois meios, o extracelular e o intracelular. Ambos são constituídos por água salgada, e a razão é que a água é necessária para o bom funcionamento de nossas células. É da água e seus sais minerais que as células fazem o nosso combustível, o ATP, fabrica as moléculas de sinalização, que mantêm um ótimo equilíbrio Redox e que facilitará os processos de comunicação intracelular e extracelular, o bom estado do nosso DNA. Mas sem a água e seus minerais nós ficamos doentes

Também devemos saber que, com a idade, a proporção do meio extracelular e do meio intracelular é alterada.

A proporção em nossa idade precoce é de 1: 1, com os anos de vida essa proporção é de 1: 0,8, e é então que nossas células têm dificuldade em fazer sua ATP e dificuldade em se limpar dos resíduos tóxicos originados pelas mitocôndrias que são nossas plantas produtoras de energia.

Dificuldade em realizar seus processos mágicos devido à falta de matéria-prima. Como podemos ver, a idade leva à desidratação, a causa de muitas doenças e dores no nosso corpo.

Vejamos, antes de avançar, algo que é muito simples e que aprendemos com anos de experiência e que repito as minhas pacientes quando elas vêm ao meu escritório. Elas lembram claramente a última vez que o seu bebê ficou doente.

Preocupada, leva o seu filho ao médico, e ele diz que o maior perigo dadiarreia é a desidratação, mas ele não pede que ela dê água ao bebê, ele indica soro oral, que pode ser caseiro.

A mãe pergunta como esse soro caseiro é preparado. A resposta é simples, adiciona sal a água e um pouco de açúcar, se você puder ferver e adicionar fatias de cenoura muito melhor, porque a cenoura irá fornecer mais mineral.

Como você pode ver, o médico pediu para hidratar o soro caseiro, não era algo sofisticado. Como você pode ver, ele pediu para dar apenas sais MINERAIS por que os minerais hidratam.

Se beber pouca água nos estagna e nos enche de tóxico, e beber muito desidrata, porque não fornecem minerais porque essa é água morta, o que devemos fazer diante do tamanho do problema?

A solução vem depois de discutir aqui neste capítulo o assunto da água do mar, não vamos deixar esta água salgada fora desta questão, nosso planeta está coberto de água do mar. 90% da água do nosso planeta é água salgada.

Vamos falar um pouco sobre a água do mar e acabamos de explicar como se hidratar e quanto de água beber, espero que se torne uma leitura mais interessante, na expectativa de encontrar a Solução para este grande problema.

Deixe de lado a questão da água fresca, junte-se a mim para abordar a questão da água do mar.

A água do mar contém mais de 90 minerais que são necessários para nossas funções metabólicas, lembre-se de como os rios arrastam minerais que acabam no mar.

Mas também vimos como o mar está contido no leito da terra rica em minerais, portanto, a água do mar é muito rica em sais minerais, que hidratam.

O mar é um regulador da temperatura do planeta, fonte de evaporação para o ciclo da água e regulador da poluição em nosso planeta, nele chegam todos os desperdícios que os humanosproduzem, lixo, excremento, etc.
Mas você sabe, o mar tem uma salinidade quatro vezes maior que a salinidade do nosso ambiente interno.

Cada litro de água do mar tem 36 gramas de sal, esta hiper tonicidade da água do mar o torna um agente de purificação ou filtro de todos esses resíduos. Esta alta salinidade não permite bactérias, porque seu efeito osmótico as explode, não há vírus ou fungos, então, quando você leva sua família ao mar, seus filhos não se queixam de dor nos ouvidos, como acontece em piscinas.

Quero que saiba que, no final do século XIX e no início do século XX, um homem sábio, chamado René Quinton, morava na França. Esse homem sabia que a vida se originava no mar e que 75% do nosso peso corporal é água.

Ele então deduziu que a água em nosso corpo era água do mar, por isso afirmou que a água do mar é o nosso ambiente interno.

Analisou a água do mar e seus elementos, comparou-os com o plasma sanguíneo e concluiu que a água do mar é igual em sua composição ao de nosso ambiente interno, que é o nosso plasma sanguíneo e nosso plasma linfático.

Quinton percebeu que na água do mar havia alguns elementos, em quantidades muito pequenas, e que por seu tempo não havia sido descoberto no plasma humano.

Ele ousou dizer que, no futuro, quando a tecnologia o permitisse, esses elementos seriam descobertos como componentes do ambiente interno humano. Hoje, os conhecemos como oligoelementos por causa de seu baixo conteúdo ou baixa presença no ambiente interno ou meio intersticial.

Quinton precisava provar que a água do mar era a mesma coisa que o nosso ambiente interno e ele conseguiu fazê-lo, teve uma ideia de um gênio para provar isso.

Ele viu um cão doente, sem um dono, ele o pegou e cortou a veia do fêmur. O animal ficou sangrando.

Quando o cão estava sem reflexo na córnea, quase morrendo, colocou a água do mar nas veias, o cachorro levantou-se e permaneceu vivo.

Seus níveis de glóbulos vermelhos eram zero, suas células brancas em igual condição, mas a passagem dos dias e a análise mostraram que a anemia desapareceu e ocorreu a fagocitose, produção de glóbulos brancos, o que lhe permitiu curar a ferida infectada. Com o passar dos dias, o cão finalmente se recuperou e, da sua doença, tornou-se um cão saudável.

Isso ajudou o exército francês a usar água do mar por seus Soldados feridos em combate durante a Primeira Guerra Mundial.

Quinton tornou-se o herói francês, o homem mais reconhecido em toda a França, porque no seu tempo uma epidemia de cólera afetou a população desse país, e usando a água do mar salvou muitos e controlou a epidemia.

Vejamos agora como alguns costumes e bebidas produzidas pelo homem contribuem para nos desidratar e perder minerais.

Sodas ou refrigerantes: muitas pessoas acreditam que, se bebem dois ou três litros de refrigerante, eles fornecem líquido suficiente para não se desidratar. ERRO. Os refrigerantes não têm minerais, eles não hidratam, contribuem com tóxicos, como os corantes. Eles não servem para nos hidratar, mas acidificar nossos corpos.

A cafeína. O café tem efeito diurético, significa que produz em nós o desejo de urinar e assim eliminamos os sais minerais na urina que estamos despojando, causando desidratação.

Os diuréticos químicos são formulados pelos médicos alopáticos e nos desmineralizam logicamente, o efeito deles é igual ao da cafeína.

O melhor diurético do mundo é a água natural, é a água viva.

E como já vimos, beber água potável ou água da torneira é o outro elemento que nos ajuda a desidratar ou a perder sais minerais.

Agora, vamos nos hidratar e indicarei como fazê-lo com água do mar, ou como fazê-lo com água potável, água morta ou água da torneira.

Então podemos nos hidratar com a água do mar e para poder beber esta água, deve-se baixar a sua salinidade.

Conselho medico para uma vida saudável e livre de dor

Fazemos isso colocando um quarto da água do mar e o resto da água fresca. Se for um copo, um quarto do volume do copo com água do mar e enchemos o copo com água fresca. Com isso temos água isotônica, ou seja, o mesmo tom de salinidade que nosso corpo possui, nove gramas por litro.

É necessário que bebamos de dois a três litros por dia. Nas páginas a seguir você saberá por que esse montante, que à primeira vista parece muito alto mas quando eu explicá-lo verá que não há exagero e que é perfeitamente lógico.

A título de informação, as terapias de água do mar são chamadas de talassoterapia.

Bem, já tivemos um avanço sobre como se hidratar, mas lembrei-me de uma promessa e é muito importante lhe dizer quais são os sintomas da desidratação crônica que sofremos.

Você ficará surpreso com a acúmulo de doenças relacionadas a esta questão.

Obesidade
Insônia
Cólicas
Ataques cardíacos e acidentes cardiovasculares
Hipertensão arterial
Enxaqueca
Colite e úlceras pépticas
Depressão
Câncer
A doença de Lyme.
Artrite
Diabetes dependente de insulina
Diabetes de insulina independente
Doenças auto-imunes
Alcoolismo e vícios
Asma

Alergias

E mais de 76 doenças e condições.

Agora, vamos ver como se hidratar se não tivermos água do mar à mão. É muito simples. Como vimos na história do bebê com diarreia, a solução é preparar um soro que reabastece os sais minerais.

Os sais minerais que vamos precisar são retirados do mar, ou seja, vamos precisar de sal marinho. Esse sal marinho deve ter uma característica muito importante, deve ser natural, sem processamento, deve ser o sal como é tirado do mar.

Podemos consumir cinco gramas diariamente sem qualquer problema. Precisamos beber dois, três ou até mesmo quatro litros por dia. Novamente, essa quantidade ou volume não é exagerado, se soubermos qual é o motivo para beber tanto, e vamos vê-lo imediatamente.

A razão é simples, é porque esses dois litros e meio são perdidos diariamente. Cada pessoa adulta perde dois litros e meio de água todos os dias que escapam do corpo.

Vamos ver na seguinte lista:

Urina: perdemos diariamente um litro e meio dessa maneira.
Suor: perdemos meio litro diariamente através da pele.
Fezes fecais: pelo menos 300 ml de água são eliminados na umidade de nossas fezes.
Respiração: cada vez que expiramos, perdemos água, em um dia podemos eliminar cerca de 300 ml.

Como você pode ver, não há excesso em beber dois litros e meio de água, estamos simplesmente retornando ao corpo o que foi perdido. Cinco gramas de sal por dia, o que eliminamos com urina, suor, respiração e fezes e dois litros e meio de água.

Mas todos nós não temos a mesma massa corporal, portanto, é melhor aplicar uma regra simples que nos permite calcular com mais precisão a quantidade de água que precisamos de acordo com nosso peso.

REGRA PARA CALCULAR O VOLUME DE ÁGUA:

Devemos tomar nosso peso em quilos expressados em onças. Isso é muito simples, para entender melhor, vejamos um exemplo.

Se uma pessoa pesa 100 quilos, ele deve beber 100 onças de água. Agora nasce uma pergunta, quanto equivaleuma onça, a resposta é de 30 ml.

Portanto, a pessoa de 100 quilos deve beber 3000 ml, isso equivale a 3 litros de água todos os dias, salgados a gosto com sal marinho.

É aconselhável beber antes das refeições e após elas, isso prepara nosso trato digestivo, para facilitar o processo da digestão.

Assim, ao beber água, ou melhor, soro hidratante, estamos permitindo que nosso corpo se purifique, tenha suas reações bioquímicas otimamente e os nutrientes possam ser transportados corretamente para os locais onde são necessários.

Para que você não adormeça, quero lhe dizer algo fabuloso, nosso volume de sangue e sua viscosidade permanecerão no nível ideal e melhorarão nos homens o desempenho sexual. O pénis é um órgão hidráulico, é bom que possamos ter mais motivação para beber deste presente do Criador, e espero que também mais motivação para continuar a ler.

Com esta prática, sua pressão arterial será normalizada, seus níveis de colesterol estarão no objetivo e seusrins e fígado serão saudáveis.

Tenha em mente que eu não lhe disse para beber água com cloreto de sódio ou sal de mesa, que vai fazer você aumentar a pressão e danificar seus rins.

Eu me encontro todos os dias com uma objeção, meus pacientes me dizem: Doutor, eu não consigo beber água com sal marinho porque retenho líquidos. Isso me obriga acontar um pouco sobre por que retemos líquido. Retemos porque estamos desidratados.

Nosso corpo é inteligente, seu design é perfeito e usarei uma metáfora comparando o corpo com uma cidade cheia de atividade.

Suponha que as casas desta cidade sejam as células do nosso corpo. Vejamos o que acontece se nesta cidade somos avisados de uma suspensão no serviço de água. Imediatamente, em cada casa, uma atividade é iniciada para enfrentar a situação e consiste em retenção de água, usando baldes para evitar ficar sem o líquido.

Em nosso corpo, o mesmo acontece se não consumirmoságua natural, e o nosso abastecimento é de beber água potável. Começamos a nos desidratar lentamente, porque, como vimos, com a água do mar, os sais nos hidratam dentro de nossas células. E precisamente porque sua salinidade exerce uma pressão osmótica para permear a membrana celular e transportar água e minerais para dentro.

Mas se por ignorância não fornecemos água com sais minerais, a célula, assim como as casas, devem fazer algo para reter água.

As células usam o colesterol para calafetar ou impermeabilizar suas paredes internas com esta camada de graxa repelente à água.

Ela usa este mecanismo para evitar que a pouca água existente escape. Isso cria uma dificuldade adicional e a água potável que bebemos não pode penetrarnessa camada de colesterol.

Novamente, a perfeição de nossa máquina chamada corpo humano é vista. Para poder carregar alguma água para nossas células, o corpo aumenta a pressão arterial para poder bombear forçosamente através da membrana celular a água que é difícil de transportar para dentro delas.

O que acontece se bebermos água natural carregada com sais minerais? Simples, nossas células serão abastecidas com água interna, cheia de minerais,e a camada de colesterol não é mais necessária. A pressão arterial é normalizada, porque não tem que quebrar as barreiras e a pressão osmótica agora é responsável por fazer o trabalho de hidratação.

O que acontece se bebermos água potável, morta, sem minerais? Nossas células não receberão água, a camada de colesterol impede sua entrada, a pressão arterial continua alta, a água não pode entrar no interior da célula por falta de sais que exerçam a pressão osmótica.

Então essa água que não pode permear a parede da célula fica no meio extracelular. A força de gravidade que carrega tudo para o chão faz aquela água cair e veremos os pés, os tornozelos e as pernas inchadas com esse excesso de água no nosso sistema.

Por tudo descrito acima, se você é uma pessoa que tem um problema de retenção ou problema renal, você deve primeiro saber que você deve ter supervisão médica e, em segundo lugar, seu problema é devido à desidratação. Você deve começar a beber água com sal marinho não processado, indo de menos para mais, começando com pequenas quantidades e observando se há edema. À medida que o processo de adaptação ocorre você aumentará a quantidade até que sua situação se normalize.

Como você pode ler na seção RESPONSABILIDADES, a realização deste procedimento requer a supervisão de seu médico.

Acredite, se você aplicar constante este simples conselho, você será capaz de viver uma vida saudável e sem dor. Eu quero que este trabalho seja compreensível e não vou entrar em explicações sobre a água e sua interação com a química do cérebro e a produção de serotonina, endorfina e dopamina, neurotransmissores que estão diretamente relacionados ao tratamento da dor pelo corpo.

Nós conversamos sobre o recipiente projetado pelo Criador para a água, mas os seres humanos criaram outro material para conter esse precioso líquido, trata-se de materiais plásticos, por isso quero falar brevemente sobre esse tema.

Os plásticos são um material altamente poluente com o planeta e o nosso corpo.Hoje, as maiorias dos recipientes que usamos são feitos de plásticos, evite-os se possível, isso impedirá que você engulhe produtos químicos lançados por estes recipientes.

É preferível usar recipientes de vidro com a tampa de plástico para armazenar sua água, uma vez que o plástico contém bisfenol A (BPA), PCB, PBDEs, ftalatos, corantes e outras toxinas perigosas.

O PBDE pode produzir infertilidade, e os BPA causam estragos no sistema endócrino ao ter o mesmo comportamento que os estrogênios.

Evite bandejas e copos de isopor (semelhante à cortiça branca), especialmente com líquidos quentes, pois, além do bisfenol A, o poliestireno produz a liberação de um tóxico muito prejudicial para o corpo. Evite este tipo de material especialmente para colocá-lo nas micro-ondas e com bebidas quentes.

Conheça seus plásticos - começando com este guia:

PET (Tereftalato de polietileno): EVITE! Comumente encontrado em: garrafas de refrigerante, garrafas de água, garrafas de óleo de cozinha. Riscos: pode libertar antimônio e ftalatos.

HDPE (Polietileno de Alta Densidade): O MAIS SEGURO Comumente encontrado em: galões de leite, sacos de plástico, recipientes de iogurte.

PVC (Cloreto de Vinil, Vinil): EVITE!Comumente encontrado em: garrafas de condimento, filme transparente, anéis de dentição, brinquedos, cortinas de banheiro. RISCOS: Eles descartam chumbo e ftalatos, entre outras coisas. Eles também podem emitir gases de produtos químicos tóxicos.

LDPE (polietileno de baixa densidade): O MAIS SEGURO. Comumente encontrado em: os sacos que os supermercados oferecem para frutas e vegetais e recipientes para alimentos.

PP (Polipropileno): O MAIS SEGURO. Comumente encontrado em: tampas de galão, plástico para armazenar alimentos, talheres de plástico.

PS (Poliestireno, também conhecido como Styrofoam): EVITE! Comumente encontrado em: bandejas de carne, utensílios de espuma, como copos e pratos descartáveis utilizados em festas. RISCOS: Eles podem liberar carcinógenos e alquilfenóis.

Nos os seres humanos devemos viver afastados de químicos e os nossos corpos não precisar destas substancias.

Dr. Pacifico Escobar. N.D.

CAPÍTULO 5.
ATIVIDADE FÍSICA E RESTO

Em seguida, vou discutir mais dois aspectos, que são as atividades físicas e depois discutiremos o repouso. Vou falar com vocês sobrem esses dois aspectos porque, de acordo com a história criacionista, no primeiro dia foram criados o dia e a noite, que são os tempos que correspondem ao trabalho ou atividade física, e ao sono ou descanso.

Este ciclo criou em nós um relógio biológico que é vital e deve ser sincronizado com o dia e com a noite, e também é conhecido como ritmo circadiano.Sua alteração tem consequências negativas para nossa saúde. Sua alteração pode levar a alterações na atenção, concentração, irritabilidade e depressão, com impacto nas atividades sociais, no trabalho e no desempenho escolar.

De modo que, com o dia e a noite, nossas horas de trabalho e nosso tempo de descanso devem ter coincidência.

Nossos corpos têm um design que nos permite mover e desenvolver atividades produtivas, atividades recreativas que trazem benefícios para nossa saúde, físicos e mentais.

Ser capaz de se mover e de executar essas tarefas faz parte do design perfeito, pois, são o movimento e a atividade física que nos permitem iniciar nosso sistema linfático.

Temos um sistema circulatório que requer uma bombapara o seu funcionamento, o coração. Mas também outro sistema que circula o nosso plasma linfático é precisamente o sistema linfático, este sistema não possui uma bomba para circular a linfa, pois isso acontece com a atividade física necessária.

Se não possuímos atividade física, o nosso sistema linfático para; para que você possa ver quais as alterações que essa deficiência pode causar, digo-lhe que o sistema linfático tem funções vitais, é responsável por manter nosso sangue em um volume adequado, tem grande responsabilidade no mecanismo das defesas do nosso organismo, é parte do sistema imunológico e ele conta com uma rede de órgãos, condutos e gânglios para realizar seu trabalho.

Tudo foi planejado para que o homem se mova, trabalhe com algum esforço, mas a inteligência do homem alterou esta situação e o modernismo nos fez seres sedentários. Portanto, é necessário que em nossa vida diária desenvolvamos o hábito de exercitar os nossos corpos, e não são rotinas pesadas, mas uma caminhada de 30 minutos é suficiente para compensar os efeitos negativos do estilo de vida sedentário.

Isto, além de uma boa hidratação, dá aos nossos corpos os ingredientes necessários para uma boa saúde.

Vamos ver alguns aspectos benéficos dos exercícios abaixo:

Melhora a forma física e a resistência.
Regula os valores da pressão sanguínea.
Aumenta ou mantém a densidade óssea.
Melhora a resistência à insulina.
Ajuda a manter o peso corporal.
Aumenta o tônus muscular e a força.
Melhora a flexibilidade e a mobilidade das articulações.
Ajuda a ter saúde mental.
Permite eliminar toxinas através da pele.
Beneficia a qualidade do sono.
Um estilo de vida ativo pode significar um sono mais repousante e profundo, o que estimula a concentração durante o dia, aumenta sua produtividade e promove um melhor humor.

Recomendação final. Evite o estilo de vida sedentário e procure os meios para inserir um plano diário de exercício ou atividade física que sem dúvida se traduz em benefícios visíveis para nossa saúde. E, por favor, não seja escravo do trabalho, muitas pessoas trabalham várias horas após o Sol ter descansado. Tudo tem seu tempo. E se você é uma pessoa em processo de recuperação, você precisa da energia que gasta em excesso de trabalho para que seu corpo se repare.

O REPOUSO.

É um presente único, que nos permite substituir a energia perdida ou usada durante o dia do trabalho, que nos permite recuperar nossas doenças porque o corpo aproveita esse momento de sono para se reparar.

Devemos ter cerca de 7 horas de sono durante a noite. Vamos ver alguns benefícios que o bom sono oferece:

Ele regenera e oxigena as nossas células mais facilmente, especialmente nos olhos, os pigmentos fotossensíveis são renovados pelo esforço feito durante o dia.

Durante o sono, a frequência cardíaca diminui para que as células e os tecidos coronários possam ser reparados pela libertação de melatonina e hormônio do crescimento, que são liberados durante o sono. Melhora a nossa capacidade intelectual, durante as horas de sono, o cérebro é desconectado e organiza toda a informação acumulada durante o dia e isso se traduz em clareza mental.

Descansar horas suficientes de sono nos permite desenvolver melhor atividades que requerem concentração, atividades que envolvem risco.

Vamos também ver rapidamente quais consequênciasnegativas para a nossa saúde tem um sono não reparador:

Dificuldade em visão.

Irritabilidade.
Capacidade e concentração de leitura empobrecida.
Sensação de cansaço constante.
Problema gástrico Falta de energia.
Mau humor.

Nós conversamos até o momento sobre o repouso produzido pelo sono, que é o repouso que nos dá o reparo que nosso corpo faz durante as noites, restaurando nossa força.

Mas também temos a possibilidade de aproveitar o repouso com atividades recreativas que se refletem, sem dúvida, no descanso mental e na liberação do estresse.

Quem puder ir ao mar, e parar em sua costa, podemos sentir um sentimento de bem-estar. Quando respiramos, sentimos uma sensação muito agradável, isso se deve à produção de ozônio pela luz ultravioleta dos raios Solares que convertem oxigênio em ozônio e nos proporciona tranquilidade e bem-estar.

Quando você sai de férias, você tem vantagens para a sua saúde e bem-estar, você esquece sua rotina diária e seus compromissos, liberando-se de uma carga irresistível de estresse.

Você conhece novas pessoas, melhorando seus relacionamentos, se você entrar em contato com outras culturas, suas vantagens são ainda maiores, você pode aprender com seus costumes.

Você vai perceber que as pessoas em torno de sua vida diária vão sentir sua falta, que lhe dará satisfação e você irá valorizar a apreciação daqueles que estão à sua volta.

Dê-se mais tempo para você cuidar de si mesmo e fazer o que quiser, se você é amante da leitura pode desfrutar da companhia de um bom livro.

Você pode desfrutar de experiências completamente diferentes, como mergulho, passeios a cavalo, esqui, atividades que não realizamos em nossas vidas diárias.

Conselho medico para uma vida saudável e livre de dor

Bem, como vemos, isso é um presente da criação que se encaixa no design perfeito concebido pelo arquiteto criativo. É necessário descansar.

CAPÍTULO 6
O CHÃO.

A ntes de abordar a questão que trata da nossa comida, é necessário falar sobre o solo, porque este é o responsável por fazer brotar de suas entranhas todos os frutos necessários para o nosso sustento, a terra agrícola deve reunir algumas características muito especiais para que seus frutos sejam saudáveis e carregados de nutrientes.

Existem diferentes tipos de solos: argilosos, arenosos, rochosos, mas o solo agrícola adequado e fértil para a produção de alimentos tem algumas características especiais. Sua composição é a seguinte:

Minérios inorgânicos	45%
Matéria orgânica	5%
Água	25%
Ar	25%

Como vimos no capítulo sobre a água, os rios tomam dos territórios rochosos e argilosos, os minerais inorgânicos, rasgando-os do chão, mas em sua jornada eles chegam a territórios onde a terra não é rochosa, nem argilosa, eles chegam a terras de colheitas e em seu passo eles fornecem os minerais inorgânicos e a umidade necessária para a produção agrícola. Este benefício da água para a terra é evidente nos vales onde a terra é muito fértil devido à interação desses dois elementos com água e terra.

O homem sempre pensou sobre a relação entre a saúde do solo.

Por exemplo, o Dr. RexNewnhan, estudando a composição do solo, pode estabelecer que os solos deficientes em boro fossem territórios onde a artrite proliferava.

Inversamente, se os solos eram ricos em boro, os habitantes dessas regiões não possuíam doenças artríticas.

Com base nessa descoberta, desenvolvi uma medicação que me permitiu recuperar muitos pacientes de seus problemas das articulações. E que ensinarei pra vocês no meu próximo livro, onde ensinarei como você pode ter novos joelhos sem cirurgia.

Como vimos no início deste trabalho, o ser humano tem uma composição idêntica à do solo, e como o solo pode se alterar em sua composição. Principalmente por os nossos maus hábitos alimentares, que alteram nossa composição química e começamos a não ter certos minerais.

Os desequilíbrios deles são traduzidos em um terreno biológico ruim e propenso aos ataques de agentes externos que nos fazem enfraquecer e enfraquecer, traduzindo isso em doença.

Sobre este assunto do equilíbrio do nosso terreno biológico, houve um homem estudioso que criou a teoria da ionização biológica. Este foi o Dr.CareyReams, quedeixou seu legado e transmitiu seus conhecimentos pra nós, os médicos em Naturopatia, que agora possuímos essa ferramenta de diagnóstico para equilibrar as áreas biológicas que são nossos corpos. Fazendo o terreno perfeito e, portanto, para não ser o meio ideal para o oportunismo de vírus, bactérias, fungos e parasitas.

Outro relacionamento que pode ser estabelecido é a relação entre a qualidade do solo, a qualidade dos frutos, e também a micro-fauna e a macro-fauna neles contidos. Sabe o quão importante a minhoca é para solos agrícolas? Quando a terra tem o equilíbrio ideal, os frutos não são doentes, fracos, desnutridos.

Quando o solo tem o equilíbrio ideal, os frutos são fortes, resistentes a insetos e pragas, são ricos em nutrientes e benéficos para a saúde humana.

Esses aspectos são específicos do design da criação, mas o arquiteto que projetou essa perfeição deu instruções precisas sobre a terra, ordenou que ela deve ser cultivada por seis anos e, no sétimo ano, deve ser dado um ano de descanso, para que ela recupere tudo o que foi perdido.

Logicamente, o homem ignorou essa recomendação, podemos citar novamente o amor ao dinheiro, nossa terra arável não descansa e se desgasta com a contínua semeadura e uso do solo.

Aqui vem a solução criada pelo homem para essa desobediência, criar fertilizantes que são basicamente compostos de NPK, nitrogênio, fósforo e potássio.

Os fertilizantes químicos causam um aumento nos microorganismos, porque eles são ricos em nitrogênio e podem ter o efeito oposto sobre os solos, que se tornarão mais ácidos com fertilizantes.

O excesso de nitrogênio pode gerar um aumento na população de microorganismos.

Em quantidades maiores, esses microorganismos, em vez de ajudarem as plantas, vão prejudicá-las, uma vez que eles consomem todas as matérias orgânicas e nutrientes no solo circundante.

Os fertilizantes químicos trazem outro problema grave que é a contaminação das águas subterrâneas. As plantas só podem absorver certas quantidades de nutrientes sintéticos do fertilizante e o fertilizante sintético que não é usado pela planta vai se infiltrando no solo e, com o auxílio da chuva, desliza para os diques, córregos, rios, lagos, reservatórios e oceanos.

Estes compostos químicos dos fertilizantes também podem contaminar o abastecimento de água potável e alterar os ecossistemas.

Tive a infeliz experiência de ver "correções" de terras agrícolas com fertilizantes. Espero que muitos de vocês possam ter essa experiência, que demonstrou ser uma experiência dolorosa porque os vermes fugiram de terror com o efeito químico dos produtos que foram aplicados.

Isto é desastroso. As minhocas são responsáveis por decompor a matéria orgânica, desenvolver a estrutura do solo e o ciclo de nutrientes, eles são "as entranhas do mundo", como Aristóteles as chamou.

As minhocas são responsáveis pela formação de húmus, podemos ver aqui novamente a mão do homem, alterando o solo e criando novos problemas.

Com o solo empobrecido pela falta de descanso, com o solo alterado em sua composição, o que temos é uma produção de comida sem nutrientes, por isso ouvimos muitas vezes que uma cenoura plantada há cerca de 100 anos tinha mais nutrientes do que cenouras semeadas hoje.

Este capítulo tem como objetivos principais que conheçamos essa realidade. TEMOS ALIMENTOS POBRES EM NUTRIENTES e isso influencia nossa qualidade de vida e nossa saúde.

Passemos aos próximos capítulos para ver muitos problemas relacionados com a alimentação e para que possamos entender que é necessário fazermos mudanças em nossa maneira de pensar em relação a muitos deles.

CAPÍTULO 7
OS ALIMENTOS.

Como vimos durante o curso da leitura, nós, humanos, fizemos muitas mudanças nos elementos naturais. Essas mudanças produziram alterações na água, no ar, nas atividades físicas, no descanso, nos efeitosdo Sol e na atmosfera, alterando os efeitos benéficos do Sol em nossa pele.

O alimento é o alvo da alteração, há muitas manipulações para alimentos, manipulações genéticas e produtos químicos.

A manipulação por parte da mídia de informação, a influência cultural para nos levar a consumir coisas que não são naturais e acreditamos que elas são benéficas, mas ao contrário disso, são as mais nocivas para o ser humano.

Vamos começar juntos a ver essas mudanças devastadoras e espero que possamos aprender e, como resultado, fazer mudanças em nossos costumes e hábitos alimentares.

MANUTENÇÃO GENÉTICA.

De acordo com a indústria de biotecnologia, nossos solos não são capazes de produzir alimentos suficientes para abastecer a população mundial, por isso é necessário melhorar as sementes, de modo que tenham maior resistência às pragas e insetos.

O desejo é manipular a semente para fazer que as farináceas

produzam mais farinha, para que as oleaginosas sejam mais ricas em óleos. É esse pensamento que está nos levando ao desastre e estamos transformando nossos alimentos em mísseis reais que apontam para nossa saúde e integridade.

É muito importante que saibamos que hoje, nossas sementes são sementes mortas, sem vida, sem capacidade de reprodução e que não foi o design do Criador.

Em muitos países, a indústria de manipulação de alimentos permeou o poder corruptor do dinheiro para a classe política que adotou essas sementes e as impôs como sementes de semeadura forçada.

Se um fazendeiro deseja semear seus campos e precisa de um crédito financeiro, esse crédito está condicionado à concessão se o produtor semear semente "certificada".

Através desta prática, esta doença foi levada a muitos países, e hoje temos as sementes mais abundantes em nossa dieta e que são sementes transgênicas de milho, soja, trigo.

Não vou me preocupar com detalhes minuciosos sobre essas sementes, mas eu quero que você também saiba que um cientista, o Dr. Seralini, nascido na França, decidiu realizar uma experiência muito simples masque mostrou resultados aterradores, resultados que deveriam nos encher de medo diante de nós, para este flagelo dos nossos tempos modernos.

Vamos ver no que o experimento consistiu e quais os resultados que podem ser evidenciados. Este homem tomou um grupo de ratos e simplesmente os alimentou com milho transgênico, o resultado é algo horrível, algo que pode ser perfeitamente transportado para nós humanos. Os ratos foram preenchidos com tumores, no fígado e nos rins.

Imediatamente, o poder econômico da indústria foi negar o assunto. Claramente são sementes que trazem alta toxicidade para nossas dietas.

Conselho medico para uma vida saudável e livre de dor

Ao escrever essas linhas, recebi informações fornecidas pela GMwatch, que fala sobre o algodão transgênico, resistente à peste, que foi plantado na Índia, no distrito de Yavtmal, e foi atacado por pragas de verme rosa.

Os agricultores agora tinham que usar pesticidas, numa proporção 10 vezes maiores do que o normal, essa manipulação de pesticidas em grandes quantidades, matou 20 agricultores somente na província de Yavtmal.

O volume de pesticidas também afeta o solo, que transporta venenos para as águas subterrâneas. Amigo leitor, você pode usar sua imaginação e não será difícil chegar à conclusão de que, se com aqueles venenos morrem seres humanos, essa mesma carga de venenos matará pássaros, borboletas e insetos que são responsáveis por outra função e que surpreende dentro da ordem natural, é a polinização. Se não houver polinização, no futuro próximo, teremos dificuldades.

As sementes foram feitas em laboratórios pensando que seriam resistentes ao herbicida ROUNDUP. Um dos principais ingredientes deste herbicida é o glifosato, mas essas plantas estão espalhando essa resistência e agora as ervas daninhas também estão se tornando resistentes, e para combatê-las precisamos de herbicidas mais poderosos, ou uma fumigação com aplicações de doses até 10 vezes maiores.

O propósito de compartilhar essas informações com você, meu amigo leitor, como eu faço na minha consulta com meus pacientes, é que você adquira conhecimento suficiente para que possa evitar esse tipo de alimentação.

Nos Estados Unidos, tentou-se legislar para forçar os produtores deste tipo de alimentos a denunciar nos rótulos de que o produto é transgênico, mas novamente o poder econômico impediu esse tipo de regra usando seu poder econômico para silenciar e ganhar a vontade dos legisladores, que fecham a vista, e com esse favor asseguram sua reeleição, conveniente para esses poderes econômicos.

Mas eles não pararam por aí, esta prática foi iniciada com alimentos vegetais, mas hoje em dia temos animais geneticamente manipulados em nossas mesas, e o mais grave é que eles também têm a aprovação da FDA, que nos diz o que comer e não comer, quais produtos químicos tóxicos são convenientes para nós e quais não são.

Isso mesmo, no meio de novembro de 2015, foi aprovado para ser colocado em nossas mesas e em detrimento da nossa saúde, o salmão transgênico. Isso é horrível!

E não basta esse poder de se apropriar das sementes e dos animais para modificá-los. Eles também assumiram os sistemas de saúde que forçam as crianças a serem vacinadas.

No meu país, se o pai não levar seus filhos para ser vacinado, ele arrisca de perder seus direitos como pai.

Eles também querem impor esses transgênicos e nos forçar a comer esse tipo de alimento altamente prejudicial, não natural, e que produz aberrações no desempenho de nossas células e expressão gênica.

O propósito deste assunto é que tomemos todas as medidas que estão ao nosso alcance para evitar esses alimentos devastadores em nossas dietas. Permitam que nos informemos mais sobre esse flagelo, vamos ser mais estudiosos deste assunto e vamos encontrar a maneira de evitar esse mal em nossas dietas.

ALIMENTAÇÃO CHATARIANA.

Para começar este tópico, que é bastante interessante, quero mostrar-lhe a definição de alimentação chatariana, a mesma definição que eu ensino aos meus pacientes:

Chatariana: são todos os alimentos que deixam uma fábrica e recebem pelo homem manipulação ou processos que os alteram.

Esses alimentos são totalmente prejudiciais, são alimentos alterados em suas estruturas, não são naturais, mas são consumidos como naturais e, naturalmente.

Espero que, no desenvolvimento desse tópico, você entenda claramente que eles não devem ser consumidos. O denominador comum desses alimentos é que eles estão cheios de produtos químicos, que melhoram o sabor, que os emulsiona, que lhes dão uma cor mais vívida à vista, que corrigem seus potenciais de hidrogênio; não fomos projetados para comer produtos químicos, nossos alimentos devem ser orgânicos.

Quantos de nós comemos uma salsicha, um presunto, uma mortadela naturalmente. Acho que não há exceção, todos nós comemos. Esse tipo de comida é cheia de produtos químicos, como molho de tomate ou gelatina com sabor de frutas ou maionese, refrigerantes, ou uma sardinha enlatada, ou atum, ou sopas, ou arroz enlatado.

Este tipo de comida abunda nas prateleiras dos supermercados que agora inundam nossas cidades, o sistema nos levou de praças de mercado para supermercados.

Os locais de mercado onde temos alimentos vivos estão em perigo de extinção, pelo menos na minha cidade, isso está acontecendo e os mercados são escassos.

Não só a comida é carregada com esses aditivos, mas também todos os doces, sorvetes e alimentos recreativos, preparados.

Com tanta carga química, nossos filhos começam a manifestar problemas em seus comportamentos, problemas de falta de atenção, hiperatividade, distúrbios como autismo, e até mesmo câncer.

Apesar de tudo isso, perguntamos inocentemente: porque vemos tanta doença auto-imune, tantos casos de câncer?

A resposta é óbvia, alteramos tudo.E esse tipo de alimento

adicionado a uma desidratação celular observado no capítulo 4 é o solo fértil para o desenvolvimento de todo tipo de doenças, resultantes da carga tóxica acumulada em nosso fígado e em cada uma de nossas células. Em todo o nosso corpo.

Espero que com estas poucas linhas você tenha entendido que a publicidade nos ensinou que esses tipos de alimentos são alimentos que podemos consumir e que não nos prejudica. A televisão mostra como alimentos saudáveis, cheios de vitaminas e minerais, adicionados para o nosso bem-estar.

A influência da mídia nos espectadores é tão alta que eles literalmente nos lavam o cérebro. Por isso, o grau de convicção do público é tão alto, devido ao efeito publicitário, que as mães preferem comprar uma compota cheia de conservantes e sabores artificiais para uma fruta natural para seus bebês. Isso nos mostra a confusão e a desinformação que há sobre essa questão.

Esses produtos químicos são principalmente derivados de hidrocarbonetos e têm efeitos indesejáveis em nossa saúde, eles são principalmente cancerígenos e induzem outros desconfortos.

Infalíveis neste tipo de alimentos são conservantes. Para entender com mais facilidade o que esses conservantes são, quero dizer que são substâncias tóxicas para as bactérias que causam a decomposição dos alimentos.Assim,se uma bactéria chega perto de começar a processo da decomposição e encontraessas substâncias, ela diz "que horror, esta carregada de toxinas, deixe esta comida". Mas o homem diz "que gostoso, quanto mais velho, melhor, vamos nos deleitar com essa comida", sem perceber que está comendo substâncias tóxicas, mas as bactérias percebem a grande carga tóxica que envenena esse tipo de alimento prejudicial à nossa saúde.

Os aditivos químicos têm um código que foi atribuído pela União Européia, por isso os códigos são precedidos pela letra E, seguidade caracteres numéricos. Esses números indicam o tipo de aditivo. Apenas para sua informação, eu apresento os códigos usados que começam com a letra E e também os números que indicam a função de cada produto químico, como pode ser visto na lista a seguir:

Conselho medico para uma vida saudável e livre de dor

E1:	corantes
E2:	Conservantes
E3:	antioxidantes
E4:	Emulsionantes, estabilizadores, espessantes e gelificantes
E5:	Agentes anti-aglomerantes, ácidos, bases e sais
E620-E635:	Intensificadores de sabor
E901-E904	Agentes de revestimento
E950-E967	Adoçantes

O que posso assegurar é que, em uma porcentagem elevada, essas substâncias são derivadas do petróleo e seu nível de toxicidade é alto, mais qualificado como cancerígeno. Também há alguns que são naturais e não têm nenhum efeito adverso comprovado na saúde humana.

Diante desse problema, nós só temos um mecanismo de defesa que é adquirir consciência e evitar usar esse tipo de alimento por conta própria.

Você pode alcançá-lo se você tiver consciência e, para isso, você deve começar a evitar comer em qualquer lugar. Seria melhor se você comesse em casa, onde você vai filtrar esse tipo de comida.

E você mesmo poderá preparar suas refeições sabendo que elas não possuem processos industrializados.

Se você consumir mais frutas e vegetais, você estará adaptando seu gosto ao tipo certo de comida e tirando espaço de alimentos processados ou alimentação chatariana.

AGROTÓXICOS.

Como vimos no capítulo 6 nossos solos são escassos, empobrecidos de nutrientes.Por esta razão, as frutas são suscetíveis ao ataque de diversas pragas, ervas, insetos, ácaros, moluscos, fungos, roedores, vermes, bactérias e outras formas de vida animal ou vegetais prejudiciais à saúde pública ou à agricultura.

A organização mundial da saúde define pesticidascomo qualquer substância capaz de controlar uma praga que possa representar um risco ou perigo para as populações e o meio ambiente; podem até ser definidas como substâncias ou misturas de substâncias destinadas a prevenir essa ação ou mesmo a matar diretamente: inseticidas, acaricidas, moluscicidas, rodenticidas, fungicidas, herbicidas, bactericidas ou antibióticos.

É comum encontrar muitas pessoas que usam a palavra venenos para se referir a agrotóxicos, isto é devido à evidência de toxicidade desses produtos com o meio ambiente e a saúde humana.

Estes venenos são usados em todos os lugares, eles são usados em jardins, em fazendas, em parques ao redor do planeta. O herbicida RoundUp contém um ingrediente que pode sufocar as células humanas. Isso foi testado em laboratório, os estudos dizem que um dos ingredientes inertes do herbicida pode matar as células humanas, em particular os embriões, a placenta e o cordão umbilical.

Este herbicida é o mais usado nos Estados Unidos e é aplicado em fazendas. A cada ano, são gastas cerca de 100 milhões de libras, de acordo com a EPA, agência para a proteção do meio ambiente.

O uso deste herbicida está relacionado ao aborto espontâneo, ao baixo peso dos recém-nascidos, ao desenvolvimento anormal do feto. Também se acredita que tenha incidência em defeitos congênitos e câncer em pessoas que vivem perto das áreas onde está espalhada.

Não vamos continuar a ver a enorme quantidade de substâncias espalhadas nas colheitas, mas sim ver como nos proteger um pouco de consumir estes venenos que são servidos em nossa mesa com os alimentos que comemos diariamente.

Ao uso de produtos químicos é adicionada a pulverização de águas altamente poluídas nas culturas que servem de despensa para nossas famílias, sendo contaminadas por parasitas, bactérias e todos os tipos de produtos químicos e metais pesados descartados nas bacias hidrográficas.

Vou lhe mostrar dois métodos que você deve usar para eliminar toxinas e micróbios que contaminam nossos alimentos.

Para remover substâncias químicas, venenos e toxinas de alimentos, usaremos carvão ativado, o carvão tem uma propriedade chamada adsorção, o que significa que as substâncias tóxicas aderem a ela. Em medicina, usa-seo carvão para tratar intoxicações e, assim, eliminar substâncias tóxicas.

O processo é simples, devemos usar um recipiente para uso exclusivo deste processo, não use-o para colocar sabão ou qualquer outro tipo de produto cheio de produtos químicos. No recipiente cheio de água, colocamos as frutas e legumes que queremos descontaminar e adicionamos duas colheres de carvão ativado em pó. Deixe por cerca de 20 minutos para que o carvão absorva todos os produtos químicos contaminantes.

Para eliminar bactérias e parasitas, vamos usar o ozônio. Este gás altamente oxidante e tem a capacidade de destruir esse tipo de micróbios, o ideal é procurar um gerador de ozônio que custa cerca de 30 dólares, você pode obtê-lo em Ebay e será muito útil não só na desinfecção de suas frutas e vegetais, mas também na ozonaçãoda água que será bebida em casa antes de adicionar sal marinho.

AS CARNES VERMELHAS.

Estou plenamente convencido de que o homem deve comer frutas e vegetais, mas não sou vegetariano, e não recomendo que meus pacientes sejam vegetarianos.

Frutas, legumes e frango ou carnes de peixe estão presentes na minha dieta diária. Como discutimos neste livro, o homem alterou todos os alimentos e, nessa ordem de ideias, podemos assegurar que os frangos estão cheios de hormônios e os peixes estão altamente contaminados com mercúrio e outros metais pesados, mas apesar disso, eu os consumo e eu recomendo seu consumo.

Mas carne de vaca e carne de porco não fazem parte da minha dieta. Também os produtos lácteos. Nesta parte você verá as razões pelas quais eu não como carne de vaca e carne de porco, além daquelas já discutidos no Capítulo 3 que fala de poluição em nosso planeta, causada em maior porcentagem pela indústria pecuária.

Em primeiro lugar, quero referir-me à mudança que o homem deu à alimentação desses animais, quero dizer, o gado. Você pode ver na televisão as fazendas de gado e sua alimentação. Não sei se você notou, mas essas vacas não consomem pastagens, agora seus alimentos são servidos em canoas ou recipientes que estão cheios de milho e farelo de soja, com esse tipo de alimento que o ganha-dinheiro consegue quase um ano de tempo na engorda e criação desses animais.

Mas vejamos as consequências que isso traz. Para o agricultor mais dinheiro, a causa de todos os males, e quais as consequências que isso traz para o ser humano que consome essa carne de vaca não natural.

Esta alteração da alimentação natural do gado faz que a composição da carne em seus ácidos graxos DHA e EPA seja alterada e isso faz com que o equilíbrio natural seja perdido.

O equilíbrio natural de ômega 3 e ômega 6 na carne que é alimentada com pastagens verdes é de 1: 1. Quando o homem altera a alimentação desses animais, esse equilíbrio passa para 10: 1 e temos uma maior presença de ômega 6 e uma presença mínima de ômega 3, consequência disso se traduz em danos à nossa saúde, problemas cardiovasculares e níveis muito elevados de inflamação, oriundos de uma carne que favorece todos os processos inflamatórios em nosso corpo.

Nós também temos, como muitos autores afirmam, um design dental que não é típico de um carnívoro.

Nossaarcada dental é típica de um herbívoro. Como eu disse antes, eu não sou vegetariano, eu consumo peixe e aves, eu pessoalmente acredito que o homem em seus ambientes primitivos e naturais, permite-se de comer pequenas presas e pequenos animais, como aves e peixes.

Os animais grandes não são atrativos para o homem primitivo por dois motivos, o perigo de enfrentá-los e, em segundo lugar, o fracasso em preservar essa presa e praticamente perder o esforço em sua caça diante da decomposição pela passagem das horas e a impossibilidade de consumi-la em uma única refeição.

De certa forma, quero encontrar uma justificativa para o meu estilo de comer em que me permita o consumo de aves e peixes.

Mas a carne do gado apresenta um problema sério, e é a pouca capacidade que temos de digeri-la.

Isso requer altos níveis de energia da nossa parte para realizar esse processo, essa é a razão pela qual, quando consumimos carne bovina, sentimos sonolência e falta de energia.

Essa falta de energia é porque nossa energia não é usada para a nossa vitalidade, mas para realizar esse processo digestivo difícil. Como a sua digestão é muito lenta, o trânsito dura muitas horas durante as quais a carne cai nos intestinos, causando fermentação e putrefação, liberando nestes processos álcoois e toxinas que prejudicam nossa saúde.

Talvez você tenha sabido sobre pessoas que nunca bebem bebidas alcoólicas, pessoas que levam vidas livres desse flagelo, mas, apesar de seu estilo de vida saudável, foram diagnosticadas com cirrose hepática. Acho que sim, quase todos ouviram isso e não encontramos uma explicação para essa cirrose, porque não há fonte exógena de álcool.

Mas quero lhe dizer que, existe uma fonte endógena de álcool produzida pela fermentação e putrefação da carne em nossa barriga.

Nosso intestino grosso tem alguns movimentos de contração, nós os conhecemos como peristaltismo intestinal. Com este movimento, o intestino atinge dois objetivos, um é empurrar o bolo fecal para fora e o outro é reabsorver a água presente nesse caldo que contém o desperdício do processo digestivo.

Quando o cólon absorve esses vinhos, passam para um sistema venoso que se chama mesentérico inferior, a partir do qual nasce a veia porta que vai ao fígado, transportando os álcoois produzidos na fermentação, além de toda a sujeira de resíduos fecais contidos neles, ainda mais se sofreu de constipação.

Nosso fígado é um filtro encarregado de purificar esse sangue carregado de toxinas, por isso nosso fígado é estragado com nossas práticas dietéticas ruins.

O fígado em nosso corpo é o mais surpreendente laboratório de bioquímica que deve funcionar perfeitamente. São esses álcoois endógenos que causam estas cirroses inexplicadas do fígado.

Para poder evidenciar tudo afirmado no parágrafo anterior, você só precisa fazer uma pequena experiência com o seu próprio corpo. Se você é um consumidor de carne,quando fizer suas fezes, notará que o cheiro do banheiro é horrível, ele deve ser colocado praticamente em quarentena.

Se isso acontecer com você, o experimento consiste em suspender o consumo de carne pelo menos por uma semana, você notará que em suas fezes o cheiro podre já não estará presente, mas agora há um leve cheiro de fermento. Sua digestão será melhor, seu nível de energia aumentará.

Mas, usando o senso comum, é muito fácil determinar que, se os elementos de odor podre forem expulsos do meu corpo dentro do meu corpo, há putrefação e o mesmo senso comum nos diz que esta situação não seria conveniente em nenhum caso.

Em outubro de 2015, a Organização Mundial de Saúde declarou que as carnes vermelhas e as carnes processadas são altamente carcinogênicas e sua recomendação era de eliminar as carnes vermelhas da dieta. Em seu relatório, eles também asseguram que o cozimento não elimina esse risco, pelo contrário, a toxicidade é aumentada e o efeito cancerígeno é ainda mais potenciado.

Outra desvantagem da carne é seu efeito pró-inflamatório. Quando tenho pacientes com problemas de artrite, minha recomendação é a ênfase na eliminação de carne de suas dietas. Aqueles que seguem as recomendações melhoram em sua dor e inflamação.

Eles se adaptam a não consumir carne de forma habitual, mas chega um momento em suas vidas quando a família organiza um churrasco e, com a insistência de seus parentes, comem uma pequena porção de carne. Eles podem notar imediatamente o efeito prejudicial, isto é uma confissão que vários dos meus consultores me fizeram depois de viver a experiência de não consumir carne por vários meses.

Se o seu problema é a constipação, você não deve comer carne. Devido ao seu trânsito lento, a putrefação causada é altamente obstrutiva e irá agravar sua condição, por isso você deve removê-la da sua dieta, faça o teste e você notará melhorias em seu processo digestivo.

As carnes vermelhas têm alto conteúdo de purinas que promovem o acúmulo de ácido úrico, de modo que se sua eliminação reduzirá seus níveis.

Você deve ser radical em sua decisão de suprimir o consumo de carne. Uma pessoa muito próxima me disse que o cotovelo tinha algo proeminente, imediatamente lhe disse que era um tofo. Eu lhe recomendei não consumir carne bovina. Para fazê-la mais consciente disso, eu mostrei fotografias de mãos, pés e cotovelos deformados por tophi. Minha técnica funcionou. Essa pessoa eliminou a carne vermelha da sua dieta e o tofo desapareceu em alguns dias.

Por estas razões que eu lhe dei para não consumir carne, podemos adicionar a razão indicada no capítulo 3, onde tratamos a poluição ambiental. Se você parar de comer carne, você contribui para que nosso planeta tenha melhores fontes de água, menos poluição da atmosfera e redução do efeito estufa. Todos eles agentes importantes no fenômeno das mudanças climáticas.

Cuidar da nossa saúde e cuidar do nosso planeta, com a decisão de parar de consumir carne de vaca está contribuindo muito para a sua saúde, mas muito mais para a saúde do nosso planeta e as gerações futuras.

O ambiente não é um legado de nossos pais, mas um empréstimo que os nossos filhos fizeram pra nos.

LEITE E SEUS DERIVADOS

A televisão mostra em seus programas em que vemos que o consumo de leite é de grande benefício para a saúde dos nossos ossos.

Vemos um osso feito de vidro e como o leite que flui através desse recipiente de vidro forma um osso saudável e forte.

Diante desse tipo de propaganda, sucumbe 99% da população mundial. Os meios de comunicação de massa possuem imenso poder sobre o pensamento de seus destinatários e são capazes de fazer uma lavagem cerebral em apenas 30 segundos.

É assegurado que o leite de vaca é rico em cálcio, essa afirmação é verdadeira. O que não é verdade é que você bebendo um copo de leite, o cálcio vai diretamente aos seus ossos, é impossível.

O cálcio que você bebe no leite, vai para os seus rins e forma calcificações, produzem cálculos renais. Ele vai para seus seios, produzindo calcificações, ele vai para as articulações calcificando-as e deformando seus dedos.

Você certamente viu essas mãos com dedos deformados que parecem ter apêndices brotando de seus próprios ossos.

Sabemos que ao consumir leite de outros animais, que não são da nossa espécie, o cálcio destes lixos não é assimilado pelos nossos osteoblastos humanos, deixando esses cristais de cálcio fora do alvo, que são os ossos, causando várias doenças ósseas.

Eu gostaria delhedizer que os doutores Colin Campbell e Thomas Campbell, em seu livro, o Estudo da China, puderam estabelecer, usando métodos científicos, que o consumo de leite e sua proteína caseína causam câncer. Isso é demonstrado com evidências científicas.

Além do câncer, o consumo de leite está associado a um grande número de patologias, algumas delas são: diabetes, doença de Crohn, úlceras pépticas, hemorroidas, fístulas anais, câncer de mama, próstata, artrite reumatoide, osteoporose etc.

Osteoporose? Não, isso não pode ser, se eu beber leite, eu terei osteoporose.

Eu não acredito, quero lhedizer que é assim como você está lendo. Se você beber leite de vaca, seus ossos vão desmineralizar, você perderá a densidade óssea.

Para que você possa apreciá-lo de forma estatística, basta fazer uma comparação entre dois países, os Estados Unidos da América e o Congo na África.

Nos Estados Unidos, os supermercados estão cheios de leite e produtos lácteos, seus habitantes bebem leite como se estivessem bebendo água.

As mulheres neste país têm um ou dois filhos, mas todas elas sofrem de osteoporose. No Congo, as negras da tribo do Bantu têm muitas crianças, entre 5 e 8, mas essas mulheres não sofrem de osteoporose e a diferença é que as mulheres africanas não consomem leite de vaca em suas dietas.

Mas também há uma razão lógica, tenho afirmado em todo esse trabalho que o design da criação é perfeito e que o design está estabelecido da seguinte forma:

Os mamíferos são animais que produzem leite, esta produção é responsável pelas fêmeas. As fêmeas produzem leite com uma única finalidade, isto é, para amamentar a sua prole. Esses bebês, uma vez que desmamaram, deixam de se alimentar com o leite materno, e toda a criação obedece a essa lei natural.

Mas há um ser cheio de ambição e amor pelo dinheiro, que por essa razão, decidiu violar essas leis naturais e criar uma indústria muito lucrativa em torno da prática contra o consumo de leite natural de outro animal.

O ser humano é o único mamífero que consome leite de outro animal na natureza, o que nenhum outro mamífero faz, a menos que o homem esteja envolvido, como é o caso de gatos, cães e porcos. Eles bebem leite de vaca porque o homem altera sua ordem natural.

Talvez tudo o que precedeu não seja suficiente para entender que o leite da vaca é prejudicial para os seres humanos. Veremos outro aspecto, o leite de vacas e de qualquer mamífero brota de uma glândula, a glândula mamária.

Por ser de uma glândula, os hormônios brotam. No caso dos hormônios de vaca-leiteira, os de vaca. E quem disse que nós, humanos, precisamos consumir hormônios de vaca?

Os hormônios encontrados no leite de vaca são hormônios sexuais, hormônios adrenais, hormônios hipofisários, hormônios de crescimento, hormônios esteroides, mas também e isso, se for por a ambição dos homens, hormônios artificiais.

Porque é um negócio e, como tal, deve produzir mais dinheiro, a causa de todos os males. Não use lactotropina para aumentar o tamanho das urdes e aumentar a produção de leite e enriquecer com um hormônio mais o rico leite.

Outra razão para não consumir leite de vaca é que é altamente inflamatório, produz inflamação no trato digestivo, inflamação generalizada, especialmente nas articulações, meus pacientes que conseguem superar seus problemas no joelho têm algo em comum, eliminam a carne vermelha e leite de suas dietas.

Por tudo o que precede, deve se entender que os derivados do leite produzem o mesmo efeito descrito durante o desenvolvimento deste tópico.

Como mencionei ao iniciar a questão do leite, aqueles que nos vendem a ideia de consumir leite são os meios de comunicação. Também sabemos que eles produzem uma forte lavagem cerebral, por isso eles colocaram dentro de nossa crença a palavra leite. Por essa razão, todas as pessoas me perguntam com o que substituímos o leite.

O leite simplesmente não deve ser substituído, ele não deve ser consumido. Então, todas as pessoas tentam recorrer a substituições como o leite de soja. Mas como vimos, a soja é de sementes manipuladas e 90% da soja do planeta são transgênicas e estes leites são embalados em recipientes de alumínio e adicionados conservantes para que sua vida útil dure vários meses. Eu acho que você pode tirar a conclusão por sua conta.

Olhemos novamente para a natureza, observemos os mamíferos. Param de amamentar e nunca voltam a consumir leite ou seus substitutos. Os nossos mais próximos, os primatas, nunca tomam leite ou substitutos de novo, eles se desmamaram para começar sua dieta de frutas e folhas verdes.

Portanto, devemos simplesmente parar de consumir esse "alimento" prejudicial à nossa saúde e, dessa forma, estamos novamente contribuindo para o cuidado de nossocorpo e o cuidado de nosso planeta.

NOSSA COMIDA IDEAL

Como vimos no conto criacionista, antes que o homem habitasse o Jardim do Éden, as plantas foram criadas e foi ordenado a comer plantas e frutas que produzem sementes.

Neste trabalho, eu pretendo que, como leitor, você se sinta à minha frente como se estivesse participando da minha consulta. Por essa razão, faço a mesma recomendação em matéria de comida que eu dou aos meus pacientes.

FRUTAS: Indico que é o alimento ideal, e seu consumo não deve ser restrito e, ao contrário, deve ser uma parte importante da dieta diária.

As frutas nos fornecem água, vitaminas, minerais, fibras e compostos diferentes que beneficiam o corpo.

Devido aos seus antioxidantes, eles impedem o envelhecimento prematuro das células, proporcionando-lhe uma pele mais limpa, mais nova, mais suave e saudável e uma melhor qualidade de vida.

Consumidas diariamente, as frutas nos ajudam a prevenir várias doenças como problemas cardiovasculares, distúrbios digestivos, alguns tipos de câncer e doenças neurodegenerativas, além de ajudar na luta contra o excesso de peso e a obesidade.

Elas são doces, saborosas, têm poucas calorias e praticamente não têm gorduras saturadas.

As frutas produzem um sentimento de saciedade devido ao seu teor de fibra, evitando assim ficar bicando comida o dia todo. Além disso, sua fibra nos ajuda a regular o trânsito intestinal e a prevenir a constipação.

VEGETAIS: eles, assim como as frutas, têm como nutrientes vitaminas, minerais e enzimas que facilitam nosso processo digestivo. Mas acima de tudo, fornecem os nutrientes essenciais para a nossa boa saúde. Lembre-se da importância dos minerais e energia que esses alimentos tomaram do solo e do Sol.

Legumes e vegetais são ricos em potássio e ajudam a eliminar a retenção de líquidos, típica dos alimentos ricos em sódio.

Os legumes também são ricos em:

Gorduras e calorias.
Minerais.
Vitaminas, fibras e antioxidantes.

PROTEÍNA: é o terceiro grupo de alimentos que considero necessários e vitais em nossas dietas, mas excluindo carne vermelha, gado e carne de porco, e nos permitindo o consumo de aves, peixes e ovos, tentando o tanto quanto possível que os ovos sejam de galinhas caipiras.

Sabemos do dano causado pelo homem à ordem da natureza. É por isso que alguns de vocês dirão que o frango está carregado de hormônios e o peixe contaminado com mercúrio. É certo, não há como distorcê-lo.Por essa razão, se puder ter uma dieta livre de aves, peixes e ovos, faça-o.

Na minha dieta eu os consumo conhecendo seus conteúdos tóxicos. Mas devemos lembrar que, neste livro, aprendemos a hidratar, a consumir pelo menos dois litros de água com sal marinho a gosto e sem processamento. Isso nos ajuda a limpar nossas células e a evitar uma estagnação indesejável.

As proteínas são substâncias orgânicas, que são compostas por nitrogênio e também oxigênio e carbono.

As proteínas são as biomoléculas mais importantes,são o constituinte fundamental do citoplasma da célula.
As proteínas são os elementos estruturais dos tecidos do corpo.
As proteínas são constituídas por aminoácidos.
As proteínas dão calor e energia ao corpo e também ajudam na construção e reparação.
Apenas pequenas quantidades de proteínas são armazenadas no corpo, pois podem ser usadas rapidamente sob demanda.

As proteínas são consideradas como tijolos, que compõem ossos, músculos, cabelos e outras partes do corpo.

Os anticorpos, a hemoglobina no sangue, são constituídos por proteínas.

CAPÍTULO 8
OBESIDADE.

D ecidi incluir este capítulo, devido à importância direta do assunto em relação à nossa boa saúde. Esse problema é devido única e exclusivamente ao fato de que nós humanos criamos essa epidemia e também criamos algumas soluções não ideais, como cirurgias e milhares de dietas.

Este problema é basicamente devido aos dois aspectos tratados neste trabalho, desidratação e alimentação.

Vamos observar por alguns instantes a natureza e contemplar as bestas selvagens, bem, se você não as tem ao seu alcance, você certamente as viu em programas de TV.

Você pode ver rebanhos de leões, tigres, bestas que vivem naturalmente.

Posso apostar que nunca, jamais, você viu em um desses programas um leão obeso que corre atrás de sua presa, você nunca conseguiu ver um tigre cansado pelo excesso de quilos.

Isso tem uma explicação simples. Os animais na natureza comem apenas o tipo de alimento que foi desenhado pelo Criador para cada uma das espécies.

Contemplemos outro aspecto. Os animais não mudam seus

alimentos, a menos que o homem intervenha. Podemos amar os morangos com creme, mas eu lhe asseguro que, se você os entregar a uma vaca, não vai comê-los, nem mesmo o leão.

Esta é a razão pela qual os animais não são obesos, porque comem o que devem comer.

Os animais parecem dotados de uma inteligência adicional, que geralmente chamamos de instinto, mas os animais sabem que é conveniente para eles. Um cachorro geralmente não come ervas, mas quando ele sabe que está cheio de parasitas, ele procura a erva que serve para morder e comer.

Nós somos a coroa da criação, com uma mente superior, com gostos refinados, mas acima de tudo com uma capacidade única sobre todas as espécies.

Temos a capacidade de escolher e decidir. Nós recebemos essa capacidade e liberdade, e não somos programados como o resto dos animais para consumir uma dieta exclusiva para nossa espécie.

Isso nos levou a produzir açúcar, material refinado que é um veneno, mas que é requintado e irresistível para o nosso gosto. Levou-nos a refinar as farinhas, aprendemos a cozinhar nossa comida, criamos bebidas carbonadas que satisfazem o nosso paladar, mas prejudicam a nossa saúde.

Em resumo, o homem criou um problema chamado obesidade, simplesmente comendo o que ele não deveria comer. Neste livro, falamos sobre comida chatarriana, junk foods, cheios de produtos químicos, este é um grupo de alimentos que devemos evitar.

As carnes vermelhas e de porco são outros elementos prejudiciais. Falarei sobre um grupo de alimentos que não falamos em páginas anteriores e que estão dentro do grupo para se evitar e manter nosso peso ideal. São as farinhas refinadas, isto é, carboidratos e glúten contidos nestas.

Nós falamos de farinhas refinadas quando nos referimos a esses grãos inteiros que foram sujeitos a processamento industrial, a fim de tornar sua partícula mais fina, mais digerível e, portanto, perdeu grande parte de sua fibra e de sua qualidade nutricional.

As farinhas refinadas são facilmente digeridas em comparação ao grão inteiro que deu origem a ela. Portanto, estes e seus derivados são alimentos com alto índice glicêmico, o que indica que seu consumo eleva rapidamente a glicose no nosso sangue.

A ingestão frequente deste tipo de alimento com alto índice glicêmico pode induzir alterações metabólicas em nosso corpo, que geram, entre outras coisas, um risco aumentado de doença cardíaca, obesidade, diabetes, câncer e infertilidade, como apontou a Escola de Saúde Pública de Harvard.

Por outro lado, são as farinhas integrais aquelas que conservam seus componentes originais.

A farinha integral preserva o pericarpo, a casca do grão, comumente conhecida como "farelo", o germe e o endosperma.

Outro elemento adicional contido neste tipo de farinha refinada é o glúten.

O QUE É GLUTEN: EFEITOS NA SAÚDE.

Como eu tenho afirmado desde o início deste trabalho, obedecemos a um design perfeito, a um design em que fomos programados para que nossos alimentos sejam folhas verdes e frutas. Por isso, nossos intestinos são projetados para consumir esse tipo de alimento, e nossos intestinos não são capazes de degradar o glúten.

Apesar deste condicionamento em nosso projeto, o ser humano consome glúten, e algumas pessoas podem tolerar essa proteína e também parcialmente eliminá-la de seus corpos, entanto, não existe um único ser humano capaz de digeri-lo completamente.

Nosso corpo segrega enzimas digestivas responsáveis por quebrar ou decompor ou degradar proteínas em peptídeos. Essas enzimas são conhecidas como proteases, este processo nos permite assimilar os componentes das proteínas, mas no caso do glúten, nenhuma enzima produzida pelo nosso corpo é capaz de degradá-lo.

Por não degradar, teremos proteínas não naturais ou priões, na nossa corrente sanguínea, que são os peptídeos não digeríveis que podem estimular o nosso sistema imunológico, exacerbando-o e causando um estado de hipersensibilidade e predisposição a alergias.

Nosso organismo é perfeito e reage às substâncias estranhas, por isso pode perceber o glúten como uma substância estranha e perigosa, causando também a liberação de prostaglandinas, favorecendo processos inflamatórios nesta reação.

Por essa razão, devemos estar conscientes de que o glúten é um alimento que prejudica e altera nosso metabolismo natural.

Entre outros problemas causados pelo glúten, aumentamos o apetite, fazendo-nos comer mais, devido ao seu conteúdo de substâncias opiláceas, favorecendo o caminho para a obesidade.

Aumenta a percepção da dor, o glúten nos inflama.

Altera a permeabilidade intestinal permitindo que grandes moléculas atinjam a corrente sanguínea. Isso provoca uma resposta do sistema imunológico, para atacar esses priões intrusos, um sistema imunológico alterado finalmente se volta contra nós, produzindo o que conhecemos como doenças autoimunes.

O glúten produz efeitos metabólicos que favorecem a obesidade, por isso devemos evitar o consumo de pão branco, o consumo de trigo e todos os seus subprodutos, cevada, centeio e aveia, porque vamos alterar nosso sistema imunológico com esse tipo de alimento, vamos sofrer processos inflamatórios que causam dor.

O título deste trabalho lhe promete uma vida sem dor, mas isso depende de você, meu leitor. Minha missão é informá-lo, contar-lhe algumas coisas que você pode não saber, mas você deve fazê-las para melhorar a sua saúde e livrar-se de processos inflamatórios e dores que atormentam sua vida.

Sua boa saúde depende exclusivamente de você, não coloque nas mãos de outra pessoa.

Vamos continuar com o assunto. O corpo, por ter substâncias estranhas que atravessaram a barreira intestinal, reage como se estivesse em uma situação perigosa, então, ele decide que deve manter suas fontes de energia disponíveis. Por isso, diminui o metabolismo, conseguindo queimar menos calorias e dedicando-se a armazenar gorduras, favorecendo a obesidade.

O glúten é o que conhecemos como cola. Quando precisamos de uma cola para o papel e não temos outro recurso à mão, usamos farinha de trigo dissolvida em água e a colocamos no fogo para obter uma cola. Essa substância glútea é o glúten, que devido à sua natureza pegajosa, adere-se às paredes dos nossos intestinos. É muito prejudicial quando o glúten adere ao intestino delgado, porque naquela superfície do endotélio intestinal temos vilosidades que são os folículos linfáticos, estes perdem mobilidade e podem até ser completamente empastados por esta substância pegajosa, diminuindo a capacidade de absorver nutrientes dos alimentos que digerimos.

O mesmo efeito descrito aqui é produzido pelo consumo de leite de vaca, sua proteína é a caseína do leite. A caseína é tão pegajosa quanto o glúten. Verificamos quando cozinhamos o leite e devemos lavar o pote usado, esse pote tem uma camada de gordura pegajosa em suas paredes que é difícil de separar, essa é a camada com a qual o interior do intestino está coberto.

A palavra glúten tem uma raiz etimológica que também é usada no inglês.

"COLA" em língua inglesa é Glue.

ALIMENTOS RICOS NO GLUTÉN

O trigo

O centeio

A cevada

O triticale, um cereal criado pelo cruzamento de trigo e centeio.

Estes são grãos ou cereais, mas são criados subprodutos que usam esses cereais como ingrediente. Portanto, esses produtos contêm glúten porque possuem os ingredientes adicionados das farinhas desses grãos.

Como exemplo, temos o molho de curry que tem glúten. Bom, mas já vimos no capítulo da comida lixo que todos os alimentos ou produtos processados pelo homem e que saem de uma fábrica são alimentos que não devemos consumir.

O trigo é o mais indicado como a principal causa de problemas com o glúten devido sua presença na dieta e a variedade de produtos fabricados com farinha de trigo como base principal. E lembre-se de abordar a questão dos alimentos transgênicos, mais de 90% do trigo produzido em nosso planeta é um trigo geneticamente modificado, o que agrava ainda mais o dano que este cereal representa para a nossa saúde.

Abaixo, temos uma lista de produtos fabricados com cereais ricos em glúten como ingrediente principal. Evite estes alimentos para conseguir uma vida saudável e liberar seu corpo da obesidade.

Macarrão (todos os tipos de macarrão, espaguete, etc.)

Pães

Tortas de farinha

Cookies

Muffins

Bolos

Cereais

Biscoito integral

Cerveja

Aveia

Molho de suco de carne

Condimentos

Molhos (ketchup)
Cubos para sopa
Pão riscado
Alimentos fritos
Salsichas, como o cachorro-quente
Malte
Doces
Snacks como batatas fritas
Molhos artificiais para saladas
Molho de soja
Bolachas de comunhão
Stevia
A grande maioria dos chocolates com açúcar
Café em cápsulas
Gelatina
Curry
Leite em pó ou iogurte
Margarinas
Queijos tratados
Sorvete
Frutas desidratadas
Legumes pré-cozidos e desidratados

Os alimentos que mais frequentemente geram reações com trigo
são:

Produtos lácteos
Aveia
Milhete
Soja.

CONCLUSÕES

O trigo é um alimento moderno e manipulado geneticamente e os
seres humanos são adaptados à ordem natural. Não nos adaptamos a
essa manipulação e acho que nunca poderemos fazê-lo.

Consumir esse trigo moderno nos faz gordos, aumentando os

depósitos de gordura e aumentando nossos níveis de glicose no sangue, sendo mais deprimido do que nunca.

Há tantos efeitos negativos que o trigo tem na nossa fisiologia, que com toda a certeza deixei de escrever sobre alguns outros tópicos, mas os já descritos são suficientes para nós adquirirmos consciência sobre este assunto.

O glúten tem alta ubiquidade e por isso está presente em uma grande quantidade de alimentos.

Para evitar isso, é importante verificar a etiqueta de cada produto que você consome e ver seus componentes.

Ou siga a minha recomendação de comer alimentos naturais, alimentos reais e não produtos fabricados pelo homem, isso é lixo.

Se o seu problema é a obesidade, você pode ter certeza de que com o conselho que compartilhei neste livro vai ter sucesso.

Você pode atingir o objetivo de perder peso, para isso você deve seguir as recomendações dadas no capítulo 4, eliminar as farinhas refinadas ou farinhas brancas de sua dieta, aumentar o consumo de frutas e vegetais e você também deve evitar o açúcar e escolher como adoçante o mel de edulcorante ou melado de mel.

Em associação com a desidratação, a obesidade causa diabetes, hipertensão, hipercolesterolemia, depressão, desejo por álcool, dores nas articulações, dor nas costas, doenças autoimunes e até mesmo câncer.

Por isso, se você colocar em prática o conselho destes dois capítulos, 4 - Água e Desidratação e 7 - Alimentos, você conseguirá alguns resultados surpreendentes que eu gostaria de saber. Você pode me contar sobre seus resultados, escrevendo para o meu e-mail:

drpacificoescobar@gmail.com

CAPÍTULO 9
SUPLEMENTOS

Espero que a leitura tenha sido útil e que uma ou várias das recomendações sejam práticas para suas vidas. Quero falar um pouco sobre um suplemento que é de alta tecnologia, de biotecnologia, e que é incrível e melhora a expressão genética. De genes que são traduzidos em nosso corpo nos seguintes benefícios:

1. Melhora a saúde do nosso sistema imunológico.
2. Ajude a manter nossa resposta inflamatória saudável.
3. Ajuda a manter nossa saúde cardiovascular saudável, além de manter a elasticidade das veias e das artérias.
4. Melhora a saúde intestinal e a produção de enzimas digestivas.
5. Modula o equilíbrio hormonal para nos dar vitalidade e bem-estar.

É um suplemento maravilhoso para a saúde, que nos permite gerar renda adicional à obtida por nossos empregos.

É um sistema de distribuição multi-nível, que nos permite conduzir um negócio globalizado, presente nos Estados Unidos, Europa, Ásia, e agora na América do Sul.

Permite-nos ajudar as pessoas com problemas de saúde a recuperá-la, mas também ajudar a economia daquelas pessoas que estão saudáveis e assegurar-lhe que você pode obter uma renda muito boa ajudando os outros.

Eu faço essa introdução direta. Então, se você estiver interessado neste tópico, continue lendo mais sobre o produto.

Eu também pretendo lhe contar sobre esta oportunidade e convidá-lo a se tornar parte da minha equipe. Atualmente tenho a classificação de prata executiva, o que significa que eu consegui ajudar mais de 100 pessoas.

Espero ter a honra de ter você como membro da minha equipe, independentemente do país em que você estiver, deixo você agora com as informações relacionadas a este maravilhoso produto.

A tecnologia das moléculas de sinalização redox está pela primeira vez à venda no mercado em suas duas formas variáveis.

A ASEA é uma descoberta importante em tecnologia e ciência que levou mais de 18 anos de pesquisa, é o desenvolvimento de um produto que marcará uma nova era na saúde humana.

A ASEA conseguiu possibilitar o impossível, estabilizar as moléculas de sinalização redox em líquido; investir grandes somas de dinheiro alcançando o que os cientistas de todo o mundo têm procurado há décadas: estabilizar os marcadores redox.

ASEA em suplemento líquido, é o produto principal e RENU 28, é um revitalizador na forma de um gel para a pele de todo o corpo.

Aproveitando a ciência da ASEA e oferecendo pela primeira vez ao mercado produtos que usam moléculas de sinalização redox, que são naturais no corpo humano e melhoram as funções vitais celulares.

A tecnologia patenteada de sinalização redox aumenta a renovação e o processo de comunicação celular, esse processo melhora a saúde geral do corpo e permite que cada sistema do corpo funcione melhor.

Fundada em 2010, a ASEA opera nos Estados Unidos e está localizada em 32 mercados internacionais.

Os marcadores Redoxes são um produto da pesquisa em todas as áreas da ciência, e a ASEA conseguiu criar uma categoria completamente exclusiva em que nenhum outro produto poderia comparar e competir.

Nas universidades, centenas de projetos, artigos, livros e conferências são dedicados e se concentram na pesquisa de regulação redox no corpo humano.

A ASEA possui numerosas patentes que garantem a proteção absoluta de seu processo exclusivo; portanto, não encontraremos em nenhum corredor do supermercado com algum outro nome, não há concorrência!

Isso significa que, durante muitos anos, a ASEA continuará a ser a única fonte disponível de moléculas de sinalização redox no mundo, não há nada similar ou igual no mercado!

ASEA E SUAS VANTAGENS.

As moléculas de sinalização redox são responsáveis pela ampla ordem nas funções celulares do corpo que são essenciais para a comunicação celular, também conhecida como sinais redox.

As células devem se comunicar com as células vizinhas para a sua coexistência em colônias, estas unidas para formar tecidos e órgãos; e sem essa produção constante de moléculas de sinalização redox as células não poderiam viver, isso as torna fundamentais para a saúde.

A ASEA é de uso simples, pois é uma bebida ingerida oralmente; e geralmente, um adulto ingere aproximadamente 57 gramas, duas vezes por dia.

O sucesso de um produto ou empresa sempre dependerá de uma forte combinação de três elementos indispensáveis:

Primeiro, por ser diferente e único, até agora não existe outro produto de moléculas no mundo;

Em segundo lugar, deve ser sustentável. O produto é sustentável porque todos nós precisamos, mesmo aqueles que estão em boa saúde, porque vamos prevenir futuras doenças. Portanto, é um produto consumível;

Em terceiro lugar, deve oferecer vantagens e benefícios para o consumidor. Esses benefícios são experimentados pelos novos associados que continuam consumindo para seu bem.

A ASEA possui inúmeras patentes que garantem a proteção absoluta de seu processo exclusivo. A ASEA reúne cada um desses três elementos essenciais.

A ASEA É UM DOS PRODUTOS MAIS SEGUROS NO MUNDO.

Não há nada mais seguro no planeta para o corpo humano do que o produto ASEA, é mais seguro do que beber água.

A ASEA gastou mais de US $5 milhões em pesquisas científicas e ensaios clínicos; e todos os resultados mostraram que é seguro e eficaz para todos os tecidos, órgãos e sistemas do corpo.

Os estudos incluíram testes para determinar efeitos adversos, como endotoxicidade, citotoxicidade, genotoxicidade, mutação inversa, aberrações cromossômicas e toxicidade aguda.

No mundo dos suplementos dietéticos, é praticamente incomum avaliar rigorosamente um produto acabado. Por quê? Porque é muito caro! Nem todos estão dispostos a investir US $5 milhões ou mais em estudos de biossegurança.

ASEA, o suplemento redox é um produto de saúde fundamental que gera um impacto positivo na saúde celular de qualquer sistema corporal.

Quem usa a ASEA?

A ASEA está mudando a vida de muitas pessoas no mundo, de atletas que têm boa saúde e excelente condição física, que procuram melhorar seu desempenho e resistência, bem como pessoas que estão se desafiando.

Mesmo as que não são atletas profissionais, mas que tentam exercer atividades esportivas dentro de uma rotina diária de trabalho procurando um pouco de tempo para se manter saudável e ativo.

Honestamente, a ASEA ajuda a melhorar a qualidade de vida independentemente da idade ou condição.

É a descoberta científica que ajudará a melhorar a qualidade de vida, independentemente do seu caso, todos nós podemos se beneficiar da ASEA.

A ASEA contratou os serviços de um laboratório de prestígio, especializado em certificação, para que ele pudesse monitorar a qualidade do processo de fabricação e dar validade científica à natureza do produto.

Este laboratório, especializado em bioanálise molecular, obras para empresas farmacêuticas e de biotecnologia, possui sede de pesquisa nos Estados Unidos; e é um líder global em serviços para laboratórios farmacêuticos, que o contratam para o desenvolvimento, otimização e desempenho de testes bioanatéticos, validação de terceiros, suporte para descobertas em produtos farmacêuticos, desenvolvimento de produtos e fabricação, pré-clínica e clínica.

Em 2015, a ASEA fez parceria com este reconhecido laboratório para trabalhar com as equipes de produção, controlar a qualidade do processo de produção e dar validade científica à natureza dos produtos.

Este processo ajuda a garantir cientificamente que cada produto produzido seja da mais alta qualidade e eficácia.

O suplemento de ASEA REDOX é um suplemento que contém moléculas de sinalização, essas moléculas são originárias do nosso corpo, sem elas não há vida, elas são produzidas dentro de nossas células, são vitais para o sistema imunológico e os mecanismos de reparação celular.

Um fornecimento adequado de moléculas de sinalização Redox permite ativar e restaurar vários processos vitais.

Eles nos permitem viver um envelhecimento saudável, lento, curar feridas, sarar muito mais rápido e treinar o corpo para se reparar.

Taueret Laboratories em Salt Lake City é um laboratório dedicado à pesquisa em genética médica, este laboratório realizou pesquisas sobre o produto ASEA REDOX com foco nos efeitos na ativação de genes humanos.

O estudo foi desenvolvido ao longo de oito semanas e foi revisado e aprovado pela empresa Quorum Review, garantindo integridade ética, segurança e controle da investigação.

Foi um estudo randomizado em dupla ocultação com grupo placebo e grupo controle.

Sessenta pessoas divididas em três grupos: 25 no grupo ativo (ASEA REDOX), 25 no grupo placebo (soro fisiológico) e 10 pessoas no grupo controle (não beberam nem Asea nem soro fisiológico).

É importante notar que a solução salina é a mesma usada para fabricar o produto ASEA REDOX.

Dos participantes totais, 41% eram homens e 59% eram mulheres.

A idade média era de 35 anos, cada participante bebia 114 gramas de ASEA e / ou placebo duas vezes por dia.

As oito semanas de estudo mostraram entre 20% e 31% de aumento na expressão gênica em cinco genes envolvidos na sinalização.

Esses genes são fundamentais para a saúde e desempenham um

papel vital em cinco áreas e dezenas de caminhos genéticos.

As cinco áreas de expressão genéticas reforçadas com o suplemento ASEA REDOX são:

Ativa o sistema imunológico naturalmente.

Ativa a saúde vascular, mantendo a elasticidade e reduzindo a doença cardiaca.

Potencial benefício na saúde digestiva, aumentando a produção de enzimas e limitando a indigestão.

Ativa as vias de ativação hormonal.

Reduz a inflamação, melhorando a imuno-tolerância.

Cada garrafa do produto contém a informação dessas cinco áreas de saúde que são melhoradas. Elas são impressas no rótulo, apoiado por estudos científicos. Não vi outro produto como este.

Como você pode se beneficiar desta tecnologia? Além de ser um benefício para a saúde, também pode se tornar uma oportunidade para gerar renda.

Então você escolhe se você compra como associado, isso é, com a possibilidade de recomendá-lo e gerar renda extra, ou simplesmente decide experimentar e se registrar como cliente Preferencial. Convido você a se dar a oportunidade de tentar, para isso você pode se juntar a nós através do seguinte link.

drpacificoescobar.teamasea.com

Fico feliz em tê-lo na minha equipe, trabalhando juntos para melhorar a qualidade de vida de muitas pessoas que sofrem e sofrem. Se você gosta de ajudar outras pessoas, isto é um presente para você.

.

Dr. Pacifico Escobar. N.D.

CAPÍTULO 10
SOBRE O AUTOR.

O Dr. Pacifico Escobar desenvolve sua atividade profissional na cidade de Bogotá, na Colômbia, formado como médico em naturopatia nos Estados Unidos da América, na Trinity School of Natural Health, com sede no estado de Indiana, formado como médico em homeopatia em Insuhtenven, instituição anexa à Universidade de Ciências Médicas de Colombo, Sri Lanka.

Dr. Escobar participou como palestrante no 51º Congresso Mundial de Medicinas Integrativas. Em sua palestra, ele compartilhou os recursos terapêuticos que ele usa em sua prática, o que ocorreu no dia 23 de novembro de 2013 no Salão A. do Centro de Convenções Bandaranaike em Colombo Sri Lanka

Sua capacidade de intuição e pesquisa transformou-o em um homem cheio de conhecimento que, aplicado em sua prática diária, produz resultados incríveis na recuperação de seus pacientes.

Ele é um distribuidor independente da ASEA. Atualmente possui o cargo de Executivo de Prata, visitou a fábrica de produção da Asea em Salt Lake City no final de 2017, onde ele pode verificar o alto nível tecnológico e científico da planta de produção.

Agora ele está se lançando nesta nova faceta como autor, na qual ele espera colher muito triunfos e espera que suas obras sejam aceitas por quem lê este trabalho.

Sinceramente, espero que você possa se beneficiar de todos os ensinamentos incorporados neste título.

BIBLIOGRAFIA

EL PLASMA DE QUINTON
EL AGUA DE MAR, NUESTRO MEDIO INTERNO. (3ª EDICIÓN)
ANDRÉ MAHÉ

COWSPIRACY A.U.M. FILMS

ES FÁCIL PERDER PESO SI SABES COMO
ALLEN KARR

YOUR BODY´S MANY CRIES FOR WATER
FEREYDOON BATMANGHELDJ M.D

OBESITY CANCER AND DEPRESSION THEIR COMMON CAUSE AND
NATURAL CURE
FEREYDOON BATMANGHELDJ M.D

HTTPS://SMARTKLEANBLOG.WORDPRESS.COM/2011/07/25/COMO-EVITAR-
PLASTICOS-TOXICOS/

HTTPS://ES.WIKIPEDIA.ORG/WIKI/SUELO

HTTPS://ACTUALIDAD.RT.COM/CIENCIAS/VIEW/54082-ASTRONOMOS-
ESTABLECEN-DISTANCIA-EXACTA-TIERRA-SOL

HTTP://WWW.ECOTICIAS.COM/RESIDUOS-RECICLAJE/99190/PLASTICO-
LIBERA-SUSTANCIAS-TÓXICAS

HTTPS://SMARTKLEANBLOG.WORDPRESS.COM/2011/07/25/COMO-EVITAR-
PLASTICOS-TOXICOS/

HTTPS://PT.WIKIPEDIA.ORG/WIKI/AGROT%C3%B3XICO

HTTPS://NUTRICIONSINMAS.COM/GRASAS-TRANS/

HTTPS://WWW.DSALUD.COM/

www.ingramcontent.com/pod-product-compliance
Lightning Source LLC
Chambersburg PA
CBHW070116300326
41934CB00035B/1365